輸液・栄養療法
もち歩きBOOK

著 伊東明彦

南江堂

序

　臨床現場において遭遇する水・電解質異常などの体液異常や，疾病により生じる栄養障害は，治療の妨げとなることが多い．そのため，輸液・栄養療法の重要性は広く認知され，医師のみならず，看護師，薬剤師などの医療スタッフの関わりがますます増えている．また，新しい輸液製剤や栄養製剤も種々開発され，病態に特化したものなど多様化している．不適切な輸液・栄養療法は，患者への悪影響につながるため，水・電解質異常や栄養障害の成り立ちを理解し，患者の状態に応じた輸液・栄養療法を行うことが求められる．最適な輸液・栄養療法は，患者の背景を知り，輸液製剤や栄養製剤の特徴を理解することから始まる．

　このような背景のもと，臨床現場での対応に活用しやすいよう，図表のみでまとめた『現場で使える 輸液・栄養クイックブック』を2007年に発行し，輸液・栄養療法に関する書籍があまた出版されている中で，多くの読者に愛読いただいた．そしてこのたび，さらに使いやすく，引きやすくアップデートした『輸液・栄養療法 もち歩きBOOK』として新たに刊行することとなった．

　本書では，体液組成や電解質・栄養素に関する基礎知識，電解質輸液剤・静脈栄養輸液剤・経腸栄養剤の種類と適応，水・電解質異常と酸塩基平衡異常の成り立ちとその補正方法，輸液・栄養療法の適応，などの基礎知識をまとめている．そしてより実践的となる病態別輸液・栄養療法，配合変化や合併症の回避などのセーフティマネジメントについても整理し，輸液・栄養療法の基礎から実践までを理解しやすく工夫した．

　本書が日常臨床の場で輸液・栄養療法に関わっている方々，また，これから学び実践しようとする方々の一助となれば幸いである．

　2019年10月

　　　　　　　　　明治薬科大学 特任客員教授　伊東明彦

目　次

1　輸液・栄養剤の基礎知識 ……………………………………… 1

A　体液の組成と分布 ……………………………… 2
1) 体内の水分分布 ……………………………… 2
2) 年齢・性別等と体液区分（体重比） ………… 3
3) 組織の水分量 ………………………………… 4
4) 体液区分とその役割 ………………………… 5
5) 体液と浸透圧 ………………………………… 6

B　体液バランス …………………………………… 7
1) 成人の体液バランス ………………………… 7
2) 有熱・発汗時の不感蒸泄の喪失量（成人） … 8

C　体液量の調節機構 ……………………………… 9
1) 浸透圧調節系の調節機構 …………………… 9
2) 容量調節系の調節機構 ……………………… 10

D　電解質の組成と役割 …………………………… 11
1) 体液区分における電解質組成 ……………… 11
2) 電解質等の役割 ……………………………… 12
3) 電解質の1日維持量（成人，静脈栄養）…… 13

E　電解質バランスの特徴 ………………………… 14
1) 成人における電解質バランス ……………… 14
2) 消化液の電解質組成 ………………………… 15

F　栄養素 …………………………………………… 16
1) 日本人の食事摂取基準（目標量：18歳以上）… 16
2) 三大栄養素 …………………………………… 19
3) 糖質－①種類と特徴 ………………………… 20
　　糖質－②代謝 ………………………………… 21
4) アミノ酸－①分類と機能 …………………… 22
　　アミノ酸－②アミノ酸とエネルギー投与 … 23
　　アミノ酸－③蛋白質・アミノ酸代謝 ……… 24
5) 脂肪（脂肪酸）－①種類と特徴 ……………… 25
　　脂肪（脂肪酸）－②脂質の代謝 ……………… 26

iv

目 次

脂肪（脂肪酸）—③MCT と LCT の特徴 ·················· 27
脂肪（脂肪酸）—④市販脂肪乳剤の特徴 ·················· 28
6) ビタミン—①種類と働き ································· 29
ビタミン—②主な TPN 剤 ······························ 30
7) ミネラル（微量元素）—①種類と働き ··················· 31
ミネラル（微量元素）—②主な TPN 剤 ················· 32
8) 食物繊維—①種類と特徴 ······························· 33
食物繊維—②経腸栄養に用いる製剤 ··················· 34

2　電解質輸液剤・静脈栄養輸液剤の種類と適応 ·················· 35

A　輸液剤の種類と使用目的 ································· 36
1) 輸液剤の種類と使用目的 ····························· 36

B　電解質輸液剤の種類と特徴 ······························· 37
1) 電解質輸液剤の種類と特徴 ··························· 37
2) 各電解質輸液剤の適する病態 ························· 38

C　電解質輸液剤の成り立ちと分布 ··························· 39
1) 低張性電解質輸液の成り立ち ························· 39
2) 電解質輸液剤の種類による分布の違い ················· 40
3) 電解質輸液剤投与後の水の移動 ······················· 41

D　静脈栄養輸液剤の種類と特徴 ····························· 43
1) 静脈栄養輸液剤の種類と使用目的 ····················· 43
2) 主な PPN 剤 ··· 44
3) 主なアミノ酸輸液剤 ································· 45
4) TPN 剤—①基本処方 ································· 46
TPN 剤—②基本液（糖・電解質） ····················· 47
TPN 剤—③キット（糖・電解質・アミノ酸） ··········· 48
TPN 剤—④キット（糖・電解質・アミノ酸・
ビタミン） ··· 49
TPN 剤—⑤キット（糖・電解質・アミノ酸・
ビタミン・微量元素） ······························· 50
TPN 剤—⑥キット（糖・電解質・アミノ酸・脂肪）
··· 51
5) 特殊な輸液剤 ····································· 52

E　経口補水液 ··· 53

v

目　次

　　1）主な経口補水液 ……………………………………… 53
　　2）主な経口補水液（医薬品） ……………………… 54
　　3）経口補水液の使用方法 …………………………… 55

3　経腸栄養剤の種類と適応 ……………………………… 57

A　経腸栄養剤の種類 …………………………………… 58
　　1）経腸栄養療法の利点 ……………………………… 58
　　2）経腸栄養剤の種類と特徴 ………………………… 59
　　3）半消化態栄養剤 …………………………………… 60
　　4）消化態栄養剤・成分栄養剤 …………………… 61

B　経腸栄養剤の適応 …………………………………… 62
　　1）病態別経腸栄養剤 ………………………………… 62
　　2）適応病態・疾患 …………………………………… 65

4　輸液療法の基礎知識 1〜水・電解質異常とその補正 ………… 67

A　脱水症の種類と鑑別 ………………………………… 68
　　1）脱水症の種類 ……………………………………… 68
　　2）脱水症の種類と水分の移動 …………………… 69
　　3）脱水症の分類と鑑別 ……………………………… 70

B　欠乏量と必要量を推定する ……………………… 71
　　1）水分欠乏量の推定方法 …………………………… 71
　　2）Na 欠乏量・必要量の推定方法 ……………… 72
　　3）Na 欠乏型脱水症の症候と重症度 …………… 73
　　4）水分欠乏型脱水症の症候と重症度 …………… 74

C　輸液を開始する …………………………………… 75
　　1）脱水の輸液治療方針 ……………………………… 75
　　2）脱水症の輸液療法 ………………………………… 76
　　3）輸液量の計算 ……………………………………… 77
　　4）体重あたりの維持輸液量 ……………………… 78
　　5）電解質輸液の投与速度 …………………………… 79
　　6）許容投与速度 ……………………………………… 80

D　Na の異常 …………………………………………… 81
　　1）Na 異常の原因 …………………………………… 81

目　次

  2) Na 異常の症状 ……………………………………………… 82
  3) 鑑別―①尿中 Na の評価 …………………………………… 83
    鑑別―②尿中浸透圧，細胞外液量の評価 ………………… 84
  4) 高 Na 血症―①鑑別 ………………………………………… 85
    高 Na 血症―②輸液を開始する …………………………… 86
    高 Na 血症―③輸液治療方針 ……………………………… 87
  5) 低 Na 血症―①鑑別 ………………………………………… 89
    低 Na 血症―②血漿浸透圧が異常となる病態 …………… 90
    低 Na 血症―③輸液を開始する …………………………… 91
    低 Na 血症―④輸液治療方針 ……………………………… 92

E K の異常 ………………………………………………………… 94
  1) K 異常の原因と症状―①高 K 血症 ……………………… 94
    K 異常の原因と症状―②低 K 血症 ……………………… 95
    K 異常の原因と症状―③症状 ……………………………… 96
    K 異常の原因と症状―④低 K 血症の鑑別(1) …………… 97
    K 異常の原因と症状―⑤低 K 血症の鑑別(2) …………… 98
    K 異常の原因と症状―⑥ RAA 系 ………………………… 99
  2) 尿中 K の評価 ……………………………………………… 100
  3) 輸液を開始する―①K 欠乏症の推定 …………………… 101
    輸液を開始する―②経静脈的 K 投与の原則 ………… 102
    輸液を開始する―③高 K 血症の治療 …………………… 103
    輸液を開始する―④低 K 血症の治療 …………………… 104

F Ca の異常 ……………………………………………………… 105
  1) Ca 異常の原因と症状―①症状 ………………………… 105
    Ca 異常の原因と症状―②原因 …………………………… 106
  2) 輸液を開始する―①血清 Ca 値の補正 ………………… 107
    輸液を開始する―②血清 Ca 異常の治療 ……………… 108

G P の異常 ……………………………………………………… 109
  1) P 異常の原因と症状―①症状 …………………………… 109
    P 異常の原因と症状―②原因 …………………………… 110
  2) 輸液を開始する―血清 P 異常の治療 ………………… 111

H Mg の異常 …………………………………………………… 112
  1) Mg 異常の原因と症状―①症状 ………………………… 112
    Mg 異常の原因と症状―②原因 ………………………… 113
  2) 輸液を開始する―血清 Mg 異常の治療 ……………… 114

vii

目　次

5　輸液療法の基礎知識 2 〜酸塩基平衡異常とその補正 ……… 115

A　酸塩基平衡の基礎知識 …………………………………… 116
1) 重炭酸緩衝系の調節 ……………………………………… 116
2) 肺（呼吸）による調節 …………………………………… 117
3) 近位尿細管における重炭酸イオンの再吸収 …………… 118

B　酸塩基平衡異常の原因と症状 …………………………… 119
1) 酸塩基平衡異常の診断 …………………………………… 119
2) 酸塩基平衡異常の症状 …………………………………… 120
3) 肺と腎臓の代償作用 ……………………………………… 121
4) 代償性変化の程度と限界 ………………………………… 122

C　酸塩基平衡異常の鑑別 …………………………………… 123
1) Step で鑑別する ………………………………………… 123
2) anion gap（AG） ………………………………………… 124
3) 血清 Na と血清 Cl の差による予測 …………………… 125
4) 酸塩基平衡異常の鑑別例 ………………………………… 126

D　代謝性アシドーシス ……………………………………… 127
1) 種類と原因 ………………………………………………… 127
2) 治療方針 …………………………………………………… 128
3) アルカリ化薬投与のリスク ……………………………… 129

E　代謝性アルカローシス …………………………………… 130
1) 種類と原因 ………………………………………………… 130
2) 治療方針 …………………………………………………… 131

F　呼吸性アシドーシスと呼吸性アルカローシス ………… 132
1) 原因疾患・病態（1） ……………………………………… 132
　　原因疾患・病態（2） ……………………………………… 133
2) 治療方針 …………………………………………………… 134

6　栄養療法の基礎知識 ……………………………………… 135

A　栄養療法の流れ …………………………………………… 136
1) 栄養療法の流れ …………………………………………… 136

viii

目 次

B 栄養療法の把握 137
　1）栄養評価指標 137
　2）患者の記録 138
　3）身体計測 139
　4）生化学的・免疫能検査 140
　5）窒素平衡(N バランス) 141
　6）体脂肪率 142

C 栄養療法の適応決定 143
　1）栄養療法の適応基準 143
　2）投与ルートの種類 144
　3）投与ルートの比較 145

D 栄養投与ルートの選択 146
　1）投与ルートの選択基準(1) 146
　　　投与ルートの選択基準(2) 147

E 栄養素の組成と量の決定 148
　1）基礎代謝量の算出 148
　2）TEE と RMR 149
　3）体重換算による投与エネルギーの算出 150
　4）組成と量の決定例 151

7 経腸栄養療法 ·· **153**

A 経腸栄養剤の適応と投与方法 154
　1）適応 154
　2）投与方法 155

B 施行時の合併症と対処法 156
　1）外的要因 156
　2）下痢の原因と対策 157
　3）代謝障害 158

8 経静脈栄養療法 ·· **159**

A 経静脈栄養の基礎知識 160
　1）経静脈栄養と投与エネルギー 160
　2）TPN の特徴—①利点と欠点 161

ix

目 次

TPN の特徴―②不適応 ·· 162

B 施行時の合併症と対処法 ··· 163
　1）PPN 施行時の静脈炎―①発生要因 ······················· 163
　　PPN 施行時の静脈炎―②対処法 ···························· 164
　2）TPN 施行時の合併症と対処法
　　　―① bacterial translocation ······················· 165
　　TPN 施行時の合併症と対処法
　　　―② refeeding syndrome ···························· 166
　　TPN 施行時の合併症と対処法
　　　―③カテーテル挿入関連 ······························· 167
　　TPN 施行時の合併症と対処法
　　　―④カテーテル留置関連 ······························· 168
　　TPN 施行時の合併症と対処法―⑤代謝障害関連 ····· 169

9　病態別輸液・栄養療法 ·· **171**

A 周術期 ··· 171
　1）術前によくみられる病態 ································· 172
　2）術中の体液異常 ··· 173
　3）手術侵襲による内分泌系の変動 ······················· 174
　4）術後の体液異常 ··· 175
　5）消化液の電解質組成 ······································ 176
　6）術後輸液の基本方針 ······································ 177
　7）術後栄養輸液の至適投与エネルギー量 ··············· 178
　8）術前栄養療法の基本方針 ································· 179
　9）術後栄養療法の基本方針 ································· 180

B 糖尿病 ··· 181
　1）糖尿病でよくみられる病態 ······························ 182
　2）DM ケトアシドーシスと高浸透圧高血糖状態の鑑別
　　 ··· 183
　3）DM ケトアシドーシスの治療 ··························· 184
　4）高浸透圧高血糖状態の治療 ······························ 185
　5）乳酸アシドーシスの所見と原因 ························· 186
　6）乳酸アシドーシスとビタミン B_1 ···················· 187
　7）乳酸アシドーシスの治療 ································· 188
　8）糖尿病の栄養療法 ·· 189

目 次

C 心不全 ·· 191
  1）心不全における代償機構 ······················ 192
  2）心不全における酸塩基平衡 ···················· 193
  3）心不全の病態と治療薬の位置づけ ·············· 194
  4）Forrester 分類による血行動態分類と治療方針 ········ 195
  5）心不全の病態に応じた輸液療法 ················ 196
  6）急性心不全の主な治療薬 ······················ 197
  7）心不全の栄養療法 ···························· 198

D 脳血管障害 ·· 199
  1）脳血管障害の栄養管理の特徴 ·················· 200
  2）脳血管障害急性期の栄養投与ルートの選択 ········ 201
  3）脳血管障害の栄養療法 ························ 202

E 腎不全 ·· 203
  1）急性腎不全の主な原因と病態 ·················· 204
  2）急性腎不全の鑑別と輸液療法 ·················· 205
  3）透析患者の水電解質代謝の特徴 ················ 206
  4）透析患者で輸液が必要となる状況 ·············· 207
  5）透析患者の水分バランス ······················ 208
  6）透析患者の輸液療法の基本方針 ················ 209
  7）透析患者における輸液療法のモニター項目 ········ 210
  8）腎不全の栄養療法 ···························· 211
  9）腎不全の代謝への影響 ························ 212
  10）腎不全患者に対する至適栄養投与量 ············ 213
  11）腎不全患者に対する投与ルート ················ 214
  12）腎不全に対する静脈栄養 ······················ 215

F 呼吸不全 ·· 217
  1）呼吸不全を呈する代表的疾患 ·················· 218
  2）COPD の栄養障害 ···························· 219
  3）COPD の栄養療法 ···························· 220
  4）呼吸商（RQ） ······························· 221

G 肝疾患 ·· 223
  1）肝疾患の輸液療法 ···························· 224
  2）肝硬変における水・電解質異常 ················ 225
  3）肝硬変で頻度の高い電解質・酸塩基平衡異常 ······ 226
  4）急性肝不全・劇症肝炎における栄養障害 ·········· 227

xi

目 次

5）肝疾患における栄養療法の注意点 ················ 228
6）肝硬変の栄養療法 ·································· 229
7）肝硬変の栄養療法のアルゴリズム ·············· 230

H **腸疾患・膵疾患** ···································· 231
1）クローン病の栄養障害 ···························· 232
2）クローン病の栄養療法 ···························· 233
3）潰瘍性大腸炎の病態と栄養療法 ················ 234
4）急性膵炎の輸液療法 ······························ 235
5）膵疾患の栄養療法 ································ 236

I **がん** ··· 237
1）がん患者における栄養障害の原因 ·············· 238
2）がん患者の栄養療法 ······························ 239
3）終末期がん患者の輸液療法 ······················ 240

J **高齢者** ··· 241
1）高齢者の輸液療法 ································ 242
2）高齢者の栄養療法 ································ 243
3）高齢者への栄養投与ルート ······················ 244

K **小児** ··· 245
1）小児における輸液療法の留意点 ················ 246
2）小児の栄養療法 ·································· 247

L **妊婦** ··· 249
1）妊婦の栄養療法 ·································· 250

10 **輸液・栄養療法におけるセーフティマネジメント** ········· 251

A **輸液療法のマネジメント** ························ 252
1）不適切な輸液療法（留意点） ···················· 252
2）輸液投与量の影響 ································ 253
3）注射剤での感染因子 ······························ 254
4）フィルターの使用が禁忌な主な薬剤 ············ 255
5）コアリングの原因と対策 ························ 256

B **血管外漏出** ······································· 257
1）血管外漏出に注意が必要な主な薬剤 ············ 257

xii

目 次

 2）血管外漏出時の対処 ──────── 258

C 注射剤の配合変化 ──────────── 259
 1）物理的変化と化学的変化 ────── 259

D 配合に注意が必要な主な薬剤 ───── 260
 1）pH の低下により混濁・沈殿 ──── 260
 2）pH の上昇により混濁・沈殿 ──── 261
 3）非水溶性溶媒を用いている主な薬剤 ── 262
 4）滴定酸度 ──────────── 263
 5）混濁・沈殿（難溶性塩の生成）を生じる薬剤 ── 264
 6）汎用される薬剤の配合変化 ──── 265
 7）単独投与が望ましい薬剤 ───── 266
 8）その他 ──────────── 267

E その他の配合変化 ─────────── 268
 1）その他の配合変化 ─────── 268
 2）容器・輸液セットとの配合変化 ── 269

F 配合変化の予測と回避方法 ────── 270
 1）物理的配合変化の予測法 ───── 270
 2）間接法による配合変化の予測 ─── 271
 3）配合変化の回避方法 ─────── 272
 4）混合投与方法 ───────── 273

付 録 ───────────────── **275**

A 種々の計算式 ──────────── 276
 1）濃度を表す単位 ───────── 276
 2）浸透圧 ──────────── 277
 3）浸透圧計算例 ───────── 278
 4）血漿浸透圧の算出式 ─────── 279
 5）投与速度（点滴数） ─────── 280

B 臨床検査値 ──────────── 281
 1）臨床検査の基準値 ─────── 281
 2）BUN（尿素窒素） ─────── 286
 3）SCr（血清クレアチニン）・尿量（24 時間） ── 287

xiii

目 次

C 製剤一覧 288
 1）輸液剤組成一覧 288
 2）経腸栄養剤組成一覧 296

参考文献 305
索 引 307

謹告 著者ならびに出版社は，本書に記載されている内容について最新
かつ正確であるよう最善の努力をしております．しかし，薬の情報およ
び治療法などは医学の進歩や新しい知見により変わる場合があります．
薬の使用や治療に際しては，読者ご自身で十分に注意を払われることを
要望いたします．

株式会社　南江堂

1

輸液・栄養剤の基礎知識

　輸液療法は水・電解質バランスの是正，循環血液量の維持などの体液管理，栄養補給，輸液ルートの確保などを目的として行われる．体液管理が最も重要であり，次いでエネルギー源や糖質，アミノ酸，脂質などの栄養素を補給することである．種々の病態に対して適正な輸液・栄養療法を行うためには，病態に応じた輸液・栄養剤を選択する必要がある．

　そのため輸液・栄養療法を行うにあたっては水・電解質代謝，酸塩基平衡，循環動態などの知識もさることながら治療に用いられる輸液・栄養剤の特徴を理解しておくことが重要である．

A　体液の組成と分布

1 体内の水分分布

固形物 40%			水分 60%		
蛋白質 18%	脂肪 15%	無機質 7%	細胞内液 40%	細胞外液 20%	
				組織間液 15%	血漿 5%

細胞膜

毛細血管壁

▶体液の算出

```
水分(L)      ＝体重(kg)×0.6
細胞内液(L) ＝体重(kg)×0.4
細胞外液(L) ＝体重(kg)×0.2
血液(L)      ＝体重(kg)×0.05
```

Check Point

✓ 輸液療法は，細胞外液に水・電解質を補給する治療法であることから，体液の分布を知ることは重要である．

✓ 人体の構成成分は蛋白質，脂肪，無機質などの固形物と水分からなる．水分量は健常成人男子では体重の約60%を占めている．そのうち40%は細胞内液として存在し，20%は細胞外液である．

✓ 細胞外液は，さらに毛細血管壁を介して組織間液と血液に3：1の割合で分布している．

A 体液の組成と分布

2 年齢・性別等と体液区分（体重比）

	総水分量 （%）	細胞内液 （%）	細胞外液 （%）	組織間液 （%）	血漿 （%）
小児	65	35	30	25	5
成人（女性）	50	33	17	12.5	4.5
成人（男性）	60	40	20	15	5
肥満者	40	20	20	15	5
高齢者	55	30	25	18	7

Check Point

✓ 体液（水分とそれに溶けている電解質などの物質）は年齢，性別，固形成分によって変化する.

✓ 小児では固形成分が相対的に少ないため体重の約65%と水分の割合が多い.

✓ 脂肪量により総水分量は異なる.

✓ 肥満者では総水分量は少なくなり，成人女性でも脂肪が多いため約50%と水分量が少ない.

A 体液の組成と分布
3 組織の水分量

組織	水分量(%)
脳	82
肝臓	68
血液	83
骨	22
骨格筋	76
腎臓	83
皮膚	72
脂肪組織	10

[長浜正彦：体液生理学の基礎知識—水・電解質の分布とバランス．病態生理と症例から学ぶ輸液ガイド，Medical Practice 32（臨増），文光堂，東京，p.3, 2015 より引用]

Check Point

- ✓ 種々の組織によって含まれる水分量が異なるため，**体成分組成によって体液量は異なる**．
- ✓ **脂肪組織は水分量が少ない**．したがって脂肪量の多い人ほど体内水分量の比率が少ない．

A 体液の組成と分布
4 体液区分とその役割

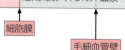

( )内は体重に対する割合

Check Point

- ✓ **細胞内液**が**細胞外液の2倍**あることは重要な意味がある．すなわち，細胞外液（循環血液量）が減少した時にも，細胞内液が細胞外に移動して補う**リザーバーとしての役割**を果たし，細胞内液はエネルギー産生や蛋白合成など，代謝反応に関係している．
- ✓ **細胞外液**は循環血液量を維持し，栄養素や酸素を細胞へ運搬したり，老廃物や炭酸ガスを細胞外に運び出す役割を果たしている．

A 体液の組成と分布

5 体液と浸透圧

浸透圧を同じにするように濃度の低い液から高い液へ水分が移動

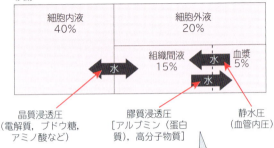

- 晶質浸透圧（電解質，ブドウ糖，アミノ酸など）
- 膠質浸透圧［アルブミン（蛋白質），高分子物質］
- 静水圧（血管内圧）

静水圧と膠質浸透圧の差により水分の移動が決まる．静水圧の増加，膠質浸透圧の減少（低アルブミン）は浮腫（組織間液増加）を生じる．

Check Point

- ✓ 体液区分の組成は異なっているが生体内の浸透圧は等しくなるように調節されている．
- ✓ 水分は濃度が薄い溶液から濃い溶液へ移動する．
- ✓ 細胞内液と細胞外液の組織間液を区切る細胞膜は電解質などの低分子物質の自由な移動を制限しているため晶質浸透圧の差を生じ，それによって水分の移動が起こる．
- ✓ 一方，血管内に保持されているアルブミンの濃度差で生じる膠質浸透圧によって組織間から血管内に水分を引き込む．
- ✓ 静水圧と膠質浸透圧の差により組織間液への水分量の移動が決まる．

B 体液バランス

1 成人の体液バランス

摂取量（mL/日）	
食物	800～1,000
飲料水	500～1,500
代謝水	250～ 300
計	1,550～2,800

排泄量（mL/日）	
尿	500～1,600
不感蒸泄	900～1,000
便	150～ 200
計	1,550～2,800

代謝水＝13 mL/100 kcal　　　　　　　不感蒸泄
　　　　　　　　　　　　　　成人：15 mL×体重 kg
　　　　　　　　　　　　　　小児：（30－年齢）mL×体重 kg

［北岡建樹：チャートで学ぶ輸液療法の知識，南山堂，東京，p.15,
1995 より引用］

Check Point

✓ 体液の代謝において，水分収支のバランスが取れるように調節
　されている.

✓ 摂取している水分としては食物，飲料水と代謝水である.

✓ 代謝水とは物質の代謝で体内に生じる水のことである.

✓ 排泄される水分としては尿と，不感蒸泄，便がある.

✓ 不感蒸泄とは皮膚や気道から蒸発する水分で強制的に喪失され
　る. これは，汗とは異なるもので，発熱などにより汗が出れば
　皮膚からの喪失量はもっと多くなってくる.

✓ 食事・水分摂取が困難な状況では輸液による水分補給が必要と
　なる.

B 体液バランス

2 有熱・発汗時の不感蒸泄の喪失量（成人）

条件	水分喪失量（mL）	NaCl 喪失量（mEq）
発熱（38℃以上） 軽度発汗 室温 28～32℃	1,000～1,500	10～20
中程度の発汗が反復 ～持続 室温 32℃以上	1,500～3,000	20～40
高温発汗 室温著しく高い	3,000 以上	40 以上

［北岡健樹：チャートで学ぶ輸液療法の知識，南山堂，東京，p.102，1995 を参考に作成］

Check Point

- ✓ 発熱時や気温の上昇に伴う発汗により，不感蒸泄量は変化する．
- ✓ 高温発汗時に水分および NaCl の喪失量はより多くなる．

C 体液量の調節機構

1 浸透圧調節系の調節機構

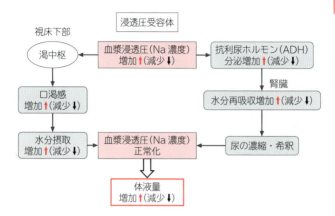

Check Point

- ✓ 体液量を正常に維持するために浸透圧調節系と容量調節系の2つの調節機構が働いている.
- ✓ 浸透圧調節機構の反応は鋭敏で，血漿浸透圧が上昇すると浸透圧受容体が感知して抗利尿ホルモンの分泌が増加し腎臓での水分の再吸収を増加させ体液量を正常化する.
- ✓ 渇中枢も刺激して口渇感を増強させ水分摂取を増加させて体液量の正常化をはかる.
- ✓ 浸透圧が低下した場合はその反対に働く.

C 体液量の調節機構

2 容量調節系の調節機構

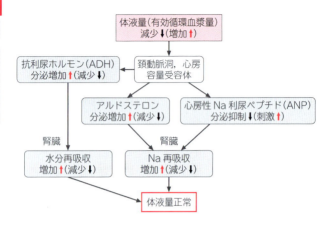

Check Point

- ✓ 容量調節機構の反応は，浸透圧調節機構より遅く，体液量の低下が起こると容量受容体が感知してアルドステロンの分泌増加，心房性 Na 利尿ペプチド（ANP）の分泌抑制を生じ腎臓での Na の再吸収を増加させて体液量を正常化する．
- ✓ 一方で抗利尿ホルモン（ADH）の分泌を増加させて腎臓での水分の再吸収を増加させることで体液量正常化に働く．

D 電解質の組成と役割
1 体液区分における電解質組成

電解質	細胞外液 血漿	細胞外液 組織間液	細胞内液
Na$^+$	142	144	15
K$^+$	4	4	150
Ca^{2+}	5	2.5	2
Mg^{2+}	3	1.5	27
陽イオン総計	154	152	194
Cl$^-$	103	114	1
HCO$_3^-$	27	30	10
HPO$_4^{2-}$	2	2	100
SO$_4^{2-}$	1	1	20
有機酸	5	5	—
蛋白質	16	0	63
陰イオン総計	154	152	194

毛細管壁　細胞膜

Check Point

- 体液区分と電解質組成は細胞膜を境にしてまったく異なる.
- **細胞外液**では **Na$^+$ が陽イオンで最も多く**, 陰イオンでは Cl$^-$ が多くなっている.
- **細胞内液**では陽イオンでは **K$^+$ が最も多く**, 陰イオンでは HPO$_4^{2-}$ が多くなっている.
- 毛細管壁は, 水, 電解質, 糖質, アミノ酸などの低分子物質は自由に通過させるが蛋白質のような高分子物質は通過しにくいため, 組織間液は蛋白質濃度が低くなっている.

D 電解質の組成と役割
2 電解質等の役割

電解質	血清電解質基準値	細胞外液	細胞内液
Na$^+$	135〜145 mEq/L	浸透圧の調整, 細胞外液量・循環動態の維持	
K$^+$	3.5〜4.5 mEq/L		神経や筋肉細胞の興奮・伝達・収縮
Ca^{2+}	8.5〜10.5 mg/L		骨・歯の形成
Mg^{2+}	1.8〜2.4 mg/L		酵素の活性化, 筋収縮
Cl$^-$	97〜106 mEq/L	Na$^+$の対で細胞外液の主な陰イオン	
HCO$_3^-$	22〜26 mEq/L	血液のpHの正常維持	
蛋白質	6.7〜8.3 g/dL	循環血液量の維持	

Check Point

- 細胞外液に多いNa$^+$は, **浸透圧の調節**とともに**細胞外液量の維持**にかかわっている.
- 細胞内液で多いK$^+$は, **神経**や**筋肉の興奮・伝達・収縮**の働きをしている.

D 電解質の組成と役割

3 電解質の1日維持量(成人, 静脈栄養)

電解質	維持量(日)
Na⁺	1~2 mEq/kg
K⁺	1~2 mEq/kg
Cl⁻	酸塩基平衡の維持に必要量

[ASPEN Board of Directors and the Clinical Guidelines Task Force：Guidelines for the use of parenteral and enteral nutrition in adult and pediatric patients. JPEN **26**：1SA-138SA, 2002 より引用]

Check Point

✓ 静脈投与において電解質の体液の排出がない場合, 電解質は1日維持量を投与する必要がある.

E 電解質バランスの特徴

1 成人における電解質バランス

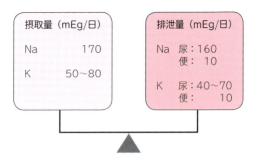

摂取量（mEq/日）	排泄量（mEq/日）
Na　　　　170	Na　尿：160 　　 便： 10
K　　　50〜80	K　　尿：40〜70 　　 便：　10

Check Point

- 水分のバランスが取れているのと同様に，体液成分であるNa，Kなどの電解質も摂取と排泄の体外バランスが取れている．
- 体液が異常に喪失した場合には輸液で水，電解質を補う必要がある．
- 電解質バランスは細胞内外での分布の変化（体内バランス）も重要である．

E 電解質バランスの特徴

2 消化液の電解質組成

	電解質 (mEq/dL)				分泌量 (mL/日)
	Na⁺	K⁺	Cl⁻	HCO₃⁻	
唾液 (pH：6〜7)	10〜15	0〜10	10〜20	10〜15	1,500
胃液 (pH：1〜3.5)	20〜120	5〜25	90〜160	0〜5	2,500
小腸液 (pH：7.8〜8.0)	85〜150	2〜8	45〜125	30	3,000
胆汁 (pH：7.8)	120〜160	3〜12	70〜130	30〜50	500
膵液 (pH：8.0〜8.3)	110〜160	4〜15	30〜80	70〜130	700
下痢	50〜140	20〜40	40〜80	30	

Check Point

✓ 電解質異常の診断では腎臓以外での排泄も考慮する必要がある．
✓ 消化管内の種々の消化液は電解質組成が異なっており，消化液の喪失によって異なった電解質異常を生じる．

F　栄養素

1 日本人の食事摂取基準（目標量：18歳以上）

輸液・栄養剤の基礎知識

栄養素	1日あたりの目標量，（　）内女性
炭水化物(%)	エネルギー比率：50〜65(50〜65)，妊婦・授乳期：50〜65
蛋白質(g)	18〜49歳：13〜20(13〜20)，50〜64歳：14〜20(14〜20)，65歳以上：15〜20(15〜20)，妊婦初期〜中期：13〜20，妊婦後期：15〜20，授乳婦：15〜20
脂質(%)	脂肪エネルギー比率：20〜30(20〜30)，妊婦・授乳婦：20〜30
飽和脂肪酸(%)（肉，牛乳など）	脂肪エネルギー比率：7以下(7以下)，妊婦・授乳婦：7以下
n-6系不飽和脂肪酸(g)（植物，大豆油など）	18〜64歳：11(9)，65〜74歳：10(9)，75歳以上：9(8)，妊婦・授乳婦：9
n-3系不飽和脂肪酸(g)（魚類など）	18〜49歳：2.4(1.8)，50〜74歳：2.6(2.2)，75歳以上：2.4(2.2)，妊婦・授乳婦：1.8
食物繊維(g)	18〜64歳：21以上(18以上)，65歳以上：20以上(17以上)，妊婦・授乳婦：18以上

［厚生労働省策定．2020年版（案）より引用］

栄養素	1日あたり目標量，（　）内女性
ナトリウム(Na)(g)	18歳以上：食塩量7.5未満(食塩量6.5未満)，妊婦・授乳婦：食塩6.5未満
カリウム（K）(mg)	18歳以上：3,000以上(2,600以上)，妊婦・授乳婦：2,600以上
カルシウム(Ca)(mg)	18〜29歳：800(650)，30〜74歳：750(650)，75歳以上：700(600)，妊婦・授乳婦：+0
マグネシウム(Mg)(mg)	18〜29歳：340(270)，30〜64歳：370(290)，65〜74歳：350(280)，75歳以上：320(260)，妊婦：+40，授乳婦：+0
リン(P)(mg)	18歳以上：1,000(800)，妊婦・授乳婦：800

塩分相当量1g＝Na量393mg
［厚生労働省策定．2020年版（案）より引用］

栄養素	1日あたり推奨量，（　）内女性
鉄(Fe)(mg)	18〜64歳：7.5(6.5)，65〜74歳：7.5(6.0)，75歳以上：7(6)，妊婦初期：＋2.5，妊婦中期・後期：＋9.5，授乳婦：＋2.5
亜鉛(Zn)(mg)	18〜74歳：11(8)，75歳以上：10(8)，妊婦：＋2，授乳婦：＋4
銅(Cu)(mg)	18〜74歳：0.9(0.7)，75歳以上：0.8(0.7)，妊婦：＋0.1，授乳婦：＋0.6
マンガン(Mg)(mg)	18歳以上：4(3.5)，妊婦・授乳婦：3.5
ヨウ素(I)(μg)	18歳以上：130(130)，妊婦：＋110，授乳婦：＋140
セレン(Se)(μg)	18歳以上：30(25)，妊婦：＋5，授乳婦：＋20
クロム(Cr)(μg)	18歳以上：10(10)，妊婦・授乳婦：10
モリブデン(Mo)(μg)	18〜74歳：30(25)，75歳以上：25(25)，妊婦：＋0，授乳婦：＋3

［厚生労働省策定，2020年版（案）より引用］

栄養素	1日あたり推奨量，（　）内女性
ビタミンA(μgRAE)	18〜29歳：850(650)，30〜64歳：900(700)，65〜74歳：850(700)，75歳以上：800(650)，妊婦後期：＋80，授乳婦：＋450
ビタミンD(μg)	18歳以上：8.5(8.5)，妊婦・授乳婦：8.5
ビタミンE(mg)	18〜29歳：6.0(5.0)，30〜49歳：6.0(5.5)，50〜64歳：7.0(6.0)，65〜74歳：7.0(6.5)，75歳以上：6.5(6.5)，妊婦：6.5，授乳婦：7.0
ビタミンK(μg)	18歳以上：150(150)，妊婦・授乳婦：150
ビタミンB_1(mg)	18〜49歳：1.4(1.1)，50〜74歳：1.3(1.1)，75歳以上：1.2(0.9)，妊婦・授乳婦：＋0.2

次頁へ続く

前頁続き

栄養素	1日あたり推奨量，（ ）内女性
ビタミン B₂ (mg)	18〜49歳：1.6(1.2)，50〜74歳：1.5(1.2)，75歳以上：1.3(1.0)，妊婦：+0.3，授乳婦：+0.6
ビタミン B₆ (mg)	18歳以上：1.4(1.1)，妊婦：+0.2，授乳婦：+0.3
ビタミン B₁₂ (μg)	18歳以上：2.4(2.4)，妊婦：+0.4，授乳婦：+0.8
葉酸(μg)	18歳以上：240(240)，妊婦：+240，授乳婦：+100
ビタミン C (mg)	18歳以上：100(100)，妊婦：+10，授乳婦：+45

[厚生労働省策定，2020年版（案）より引用]

栄養素	1日あたり推奨量，（ ）内女性
パントテン酸 (mg)	18〜49歳：5(5)，50歳以上：6(5)，妊婦：5，授乳婦：6
ビオチン (μg)	18歳以上：50(50)，妊婦・授乳婦：50

[厚生労働省策定，2020年版（案）より引用]

Check Point

✓ 適切な栄養補給が健康を維持するための基本であり，身体の構成成分が正常に維持されることがその機能を正常化するうえで重要となる．

F 栄養素

2 三大栄養素

栄養素	役割	エネルギー源
糖質	炭水化物を構成する成分 血糖値維持，速効性の高いエネルギー源，脳や神経系に対する唯一の栄養源，疲労の回復，筋肉の運動と体温を維持，免疫における抗原性の発現，核酸の形成	4 kcal/g
蛋白質 (アミノ酸)	筋肉や骨，皮膚，臓器，毛髪，血液，酵素，ホルモンなどを構成する成分（約20種類のアミノ酸からなる） 生命維持，体内代謝，神経伝達物質を生成，抵抗力を高める	4 kcal/g
脂質	ステロイドホルモンの原料や細胞膜の構成成分 エネルギー源，脂溶性ビタミンの吸収を促進，ステロイドホルモンを生成，細胞膜を生成	9 kcal/g

Check Point

- いろいろな栄養素が含まれているが，そのうち**蛋白質・糖質・脂質**の3つは三大栄養素と呼ばれ，私たち人間の生命維持や身体活動などに欠かせないエネルギー源となっている．
- 糖質は，生体の主たるエネルギー源である．
- 糖質のなかでもブドウ糖は，脳，赤血球などでは唯一のエネルギー源として利用される．また，ブドウ糖は，血糖維持に必要である．
- 糖質の過剰投与は，高血糖，脂肪肝，肥満などを生じるため注意が必要である．
- アミノ酸は，体蛋白，臓器蛋白など蛋白合成の素材となる．
- アミノ酸が，効率よく蛋白合成に利用されるためには十分なエネルギー源の投与が必要である．
- 脂肪は，熱量が高い効率のよいエネルギー源であるが，必須脂肪酸の供給源としても重要である．
- 脂肪は，血糖に影響を与えず，糖質過剰投与による脂肪肝の予防にエネルギー源として有効である．

F 栄養素

3 糖質 ― ①種類と特徴

分類	種類
単糖類	グルコース(ブドウ糖),フルクトース(果糖),ガラクトース,キシロースなど
二糖類	スクロース(ショ糖),ラクトース(乳糖),マルトース(麦芽糖),フラクトオリゴ糖など
多糖類	デンプン,グリコーゲン,セルロース,ペクチンなど

▶輸液に用いられる糖質の種類と特徴

分類	単糖類				二糖類
種類	グルコース(ブドウ糖)	フルクトース(果糖)	ソルビトール	キシリトール	マルトース
細胞内への取り込み	インスリン必要	インスリン不要			
特徴	・すべての組織で利用 ・脳・赤血球では唯一の栄養源 ・大量投与でビタミンB_1の需要が増大(ビタミンB_1欠乏で乳酸アシドーシス発症)	・主として肝臓で代謝 ・約30%がブドウ糖に変換	・肝臓でフルクトースに変換 ・速い代謝速度 ・肝障害があってもその利用が障害されることは少ない	・主に肝臓,一部筋肉で代謝 ・エネルギー効率はグルコースの約半分	マルターゼによりブドウ糖2分子に分解,ブドウ糖と同じ経路で代謝 ・同一浸透圧で2倍の糖質投与と同じ
		・あらゆる組織で効率よく利用されない ・耐糖能低下時の利用効率はブドウ糖に劣る ・血中モニタリングができない			

Check Point

- ✓ ブドウ糖は,血糖上昇作用を有し,ほとんどの臓器や組織で利用される.脳,赤血球などを除いた組織ではインスリンの作用により細胞内に取り込まれて利用される.
- ✓ 果糖,ソルビトール,キシリトールは,血糖に影響を及ぼさず,主に肝臓で代謝され,組織への取り込みにインスリンを必要としない.
- ✓ マルトースは,組織への取り込みにインスリンを必要としない.代謝が遅く投与速度が速いと尿中への排泄量が増加する.

F 栄養素
3 糖質―②代謝

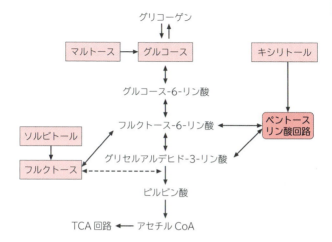

Check Point

- いずれの糖質もブドウ糖の代謝経路（解糖系）と密接に関係があり，最終的にピルビン酸を経て TCA 回路に入る．

F 栄養素

4 アミノ酸—①分類と機能

必須アミノ酸	ロイシン[1], イソロイシン[1], バリン[1], リシン (リジン), トレオニン (スレオニン), トリプトファン[2], メチオニン, フェニルアラニン[2], ヒスチジン
非必須アミノ酸	アルギニン[3], アラニン, システイン, チロシン[2], プロリン, セリン, グリシン, アスパラギン, アスパラギン酸, グルタミン酸, グルタミン

[1] 分枝鎖アミノ酸(BCAA), [2] 芳香族アミノ酸(AAA), [3] 小児・幼児では必須

分枝鎖アミノ酸 (BCAA)	・主として筋肉で代謝 ・筋肉,脳でのエネルギー源・アラニンを介する糖新生に利用 ・グルタミン酸を介するアンモニア(NH_3)処理に利用 ・蛋白分解抑制・脳症発生防止・免疫能強化 ・蛋白合成促進(筋肉,脳)・肝再生促進
芳香族アミノ酸 (AAA)	・肝臓で代謝され,他の臓器では分解されない ・神経伝達物質の原料となって脳や神経の働きを活発にする

Check Point

- ✓ 必須アミノ酸は体内で合成されないため外部から補給する必要がある.
- ✓ 特に分岐鎖アミノ酸(branched chain amino acid:BCAA)は栄養学的有用性が高いといわれている.
- ✓ 非必須アミノ酸は,必須アミノ酸から合成されるため補給の必要性は少ないが,適正なアミノ酸バランスを考慮する必要がある.

F 栄養素

4 アミノ酸─②アミノ酸とエネルギー投与

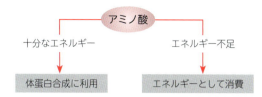

NPC/N（非蛋白熱量 kcal/窒素量 g）

〈窒素量 N＝アミノ酸量 (g)/6.25〉
　蛋白質を効率よく利用するために必要な投与アミノ酸の窒素1gあたりの糖質・脂肪によるエネルギー量
　　最適比：150～200
　　腎不全：300～500，飢餓：400～600，外傷：150～200，敗血症：100～150，熱傷 75～150

Check Point

- ✓ アミノ酸の投与では，糖質，脂質などのエネルギー源を十分に投与しなければアミノ酸がエネルギー源として消費され，体蛋白の合成に有効利用されなくなる．
- ✓ アミノ酸量とエネルギー量の適切な比率として NPC/N 比（アミノ酸以外の糖質，脂質に由来するカロリー/アミノ酸由来の窒素量）があるが病態によって異なる．
- ✓ NPC/C 比は通常 150～200 程度が蛋白合成の効率がよいとされる．
- ✓ 蛋白異化が大きい状態（侵襲大など）ではアミノ酸投与を多くする必要があるため NPC/N 比は低くなる．
- ✓ 腎不全のように蛋白異化が亢進しているが蛋白制限があるような病態では NPC/N 比は高くなる．
- ✓ 末梢静脈投与では投与エネルギーが不足するため NPC/N 比は通常 150 以下となる．

F 栄養素

4 アミノ酸 — ③蛋白質・アミノ酸代謝

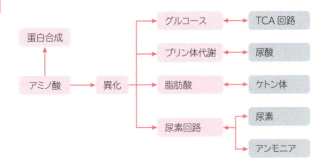

Check Point

- アミノ酸は,体内で蛋白合成に利用されるだけでなく,グルコースや脂質となりエネルギー源となる.
- アミノ酸はアミノ基転位,脱アミノ化によりα-ケト酸とアンモニアを生じる.
- アンモニアは,生体に有害であるため肝臓における尿素回路で尿素として体外に排泄される.
- α-ケト酸は,糖の合成,ケトン体,脂肪酸の合成に利用される.
- 糖原性アミノ酸(グリシン,アラニン,セリン,トレオニンなど)は,糖の合成に利用される.
- ケト原性アミノ酸(ロイシンなど)は,ケトン体,脂肪酸の合成に利用される.

5 脂肪(脂肪酸)—①種類と特徴

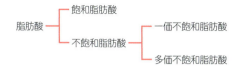

飽和脂肪酸		パルミチン酸，ステアリン酸	
一価不飽和脂肪酸	n-9系	オレイン酸	酸化されにくい LDLのみを下げる
多価不飽和脂肪酸	n-6系	リノール酸[1] γ-リノレン酸 アラキドン酸 ＊リノール酸からアラキドン酸を生成	〈リノール酸欠乏〉 成長阻害，皮膚障害，生殖機能不全，脂肪肝，頻渇多飲など
	n-3系	α-リノレン酸[1] エイコサペンタエン酸(EPA) ドコサヘキサエン酸(DHA) ＊α-リノレン酸からEPA，DHAを生成	〈α-リノレン酸欠乏〉 視力障害，学習能低下など

[1] 必須脂肪酸

Check Point

- 脂質の投与の目的は，効率のよい**エネルギー補給**と**必須脂肪酸の供給**である．
- 糖質のみのエネルギー補給では高血糖や脂肪肝を生じる．
- **必須脂肪酸の欠乏は約2週間で発症**するといわれている．
- エネルギー補給としては**投与カロリーの20～30％程度**，**必須脂肪酸欠乏予防**としては3～4％程度投与する．
- **妊婦や乳幼児**では必須脂肪酸だけでなく**DHAやアラキドン酸を摂取**する必要がある．

F 栄養素

5 脂肪（脂肪酸）—②脂質の代謝

リポ蛋白代謝

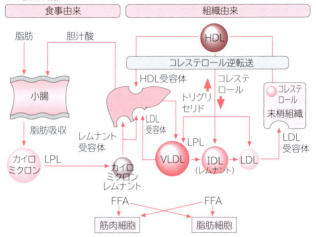

VLDL：超低比重リポ蛋白，HDL：高比重リポ蛋白，IDL：中間比重リポ蛋白，LPL：リポ蛋白リパーゼ，LDL：低比重リポ蛋白

Check Point

- 脂肪は，リポ蛋白として存在し，各臓器の血管壁に存在するリポ蛋白リパーゼ（LPL）によりトリグリセリド（TG）が加水分解され，遊離脂肪酸（FFA）とカイロミクロンレムナントを生じる．
- FFAは一部肝臓に取り込まれてTGとなりアポ蛋白と結合し，VLDLとなり分泌される．
- 分泌されたVLDLは，LPLの作用によりFFAを筋肉細胞，脂肪細胞に供給しIDLを経てLDLとなる．
- 筋肉細胞に取り込まれたFFAは，β酸化を経てエネルギーを産生し消費される．脂肪細胞では貯蔵脂肪として取り込まれる．
- β酸化により生じたアセチルCoAの一部は肝臓でケトン体を生成しエネルギー源となる．

F 栄養素

5 脂肪（脂肪酸）—③MCT と LCT の特徴

	中鎖脂肪酸（MCT）	長鎖脂肪酸（LCT）
	カプリル酸，カプリン酸，ラウリル酸	ミリスチン酸，パルミチン酸，リノール酸，α-リノレン酸など
エネルギー	8 kcal/g	9 kcal/g
代謝・速度	リンパ管を通らずに門脈経由で直接肝臓に運ばれ速やかにエネルギーとして分解．カルニチン非依存 速い（LCTの約5倍）	リンパ管や静脈を経由して肝臓や筋肉に運ばれ必要に応じてエネルギーとして分解．カルニチン依存 遅い（LPL，HTGLにより水解）
組織蓄積性	なし	あり
ケトン体産生能	高い	低い
感染防御能への影響	過量投与によって影響あり	少ない
血中トリグリセリドの上昇	ない	ある

HTGL：肝性トリグリセリドリパーゼ

Check Point

- 中鎖脂肪酸（MCT）は，エネルギーを積極的に必要とする未熟児や腎臓病患者，高脂肪食（低炭水化物食，ケトン食）を必要とするてんかん患者，低体重の糖尿病患者，長鎖脂肪酸を用いられない消化管手術後の患者などの栄養補給や高齢者の低栄養改善に有効である．
- MCTの利用は健常者の生活習慣病予防や体脂肪低減，スポーツ時の持久力向上などにも有効である．

F 栄養素

5 脂肪（脂肪酸）— ④市販脂肪乳剤の特徴

▶イントラリポス輸液（有効成分：精製大豆油）

脂肪酸組成（％）	添加剤	留意点
リノール酸 　　　（50～57） α-リノレン酸 　　　（3～10） オレイン酸 　　　（20～35） パルミチン酸 　　　（11～12） ステアリン酸 　　　（4～5） その他 　　　（0.4～0.6）	精製卵黄レシチン 濃グリセリン 水酸化ナトリウム（pH調整剤）	大豆油に由来する微量のビタミンK_1を含有 過量投与（0.1 g/kg/時以上）による脂質異常症発症 長期投与による肝機能障害発症 多量に含まれるリノール酸による炎症促進（ロイコトリエンやプロスタグランジンを産生） メディエーター（ロイコトリエンやプロスタグランジン）による免疫能の低下 大豆蛋白質によるアレルギー反応 長期投与や重症患者へは慎重投与

▶投与量
必須脂肪酸欠乏予防：全カロリーの3～4％
エネルギー源：全カロリーの20～30％

Check Point

- 市販されている脂肪乳剤はイントラリポスのみで，大豆油，大豆油トリグリセリドが主成分となっている．これに精製卵黄レシチンが乳化剤として加えられている．
- リノール酸（n-6系脂肪酸）が脂肪酸の55％と過度に含まれている．このような脂肪乳剤の投与により，酸化しやすい不飽和脂肪酸の酸化代謝物質の産生，細胞膜のリン脂質の脂肪バランスの変化を生じるとともに，炎症性のロイコトリエンやプロスタグランジンの産生により免疫能の低下や全身の炎症反応の悪化を引き起こす可能性があり，長期投与や重症患者への投与は慎重に行う．

F 栄養素

6 ビタミン —①種類と働き

▶水溶性ビタミン

	機能	欠乏症（過剰症）
B_1	炭水化物代謝，中枢および末梢神経細胞機能，心筋機能	脚気，乳酸アシドーシス，ウェルニッケ脳症
B_2	エネルギーおよび蛋白代謝の多くに関与，粘膜の維持	成長停止，口内炎，口角炎，舌炎
B_6	窒素代謝の多くの機能に関与	皮膚炎，舌炎，貧血（感覚神経障害，筋肉の脆弱，精巣萎縮）
B_{12}	赤血球の成熟，神経機能，葉酸補酵素に関するDNA合成，メチオニン合成	悪性貧血，高ホモステイン血症
葉酸	赤血球の成熟，プリン，ピリミジンおよびメチオニンの合成	巨赤芽球性貧血，高ホモステイン血症
ナイアシン	酸化還元反応，炭水化物代謝	ペラグラ，皮膚炎（血管拡張による皮膚紅潮）
ビオチン	オキサロ酢酸のカルボキシル化と脱炭酸反応，アミノ酸と脂肪酸の代謝	皮膚炎，脱毛
C	類骨組織，コラーゲン形成，血管機能，組織呼吸および創傷治癒に不可欠	壊血病（出血，歯のゆるみ，骨疾患）
パントテン酸	脂肪酸代謝	嘔吐，倦怠感，疲労感，不眠症，手足の感覚異常

▶脂溶性ビタミン

	機能	欠乏症（過剰症）
A	網膜の光受容機構，上皮の完全性，糖蛋白合成，生殖形態形成	夜盲症，粘膜乾燥（急性：腹痛，悪心，嘔吐，頭痛，全身皮膚の剥離など／慢性：頭蓋内圧亢進，皮膚の剥離，口唇炎，脱毛症など）
D	CaとPの吸収，無機化および骨の成熟	骨代謝異常，くる病（高カルシウム血症，軟組織の石灰化，腎障害など）
E	細胞内抗酸化物，生体膜におけるフリーラジカルの除去	筋萎縮症，神経機能異常
K	プロトロンビン，その他の凝固因子および骨蛋白形成	出血，血液凝固遅延

Check Point

- ✓ ビタミンは体内で合成できないか，合成されても必要量より少ないため外部から摂取しなければならない．
- ✓ ビタミンが不足すると各種の欠乏症が起こる．
- ✓ 脂溶性ビタミンでは過剰症も生じるため注意が必要である．

F 栄養素

6 ビタミン—②主な TPN 剤

製品名	オオツカMV		マルタミン	ビタジェクト注キット		ダイメジン・マルチ	FDAガイドライン推奨量
内容	1号	2号		A液	B液		
A(IU)	−	3,300	4,000	3,300	−	3,300	3,300
D(μg)	−	5(D_3)	10(D_3)	10(D_2)	−	10(D_2)	5
E(mg)	−	10	15	15	−	15	10
K(mg)	−	2(K_1)	2(K_2)	2(K_1)	−	2(K_1)	150
B_1(mg)	3.1	−	5	−	3	3	6
B_2(mg)	3.6	−	5	−	4	4	3.6
B_6(mg)	4	−	5	−	4	4	6
B_{12}(μg)	5	−	10	−	10	10	5
C(mg)	100	−	100	100	−	100	200
ニコチン酸アミド(mg)	40	−	40	−	40	40	40
パントテン酸(mg)	15	−	15	15	−	15	15
葉酸(μg)	400	−	400	400	−	400	600
ビオチン(μg)	60	−	100	100	−	100	60

〔各添付文書とインタビューフォームおよび，星野伸夫：本邦における静脈栄養の動向と問題点．日静脈経腸栄養誌 33(3)：863-868，2018 を参考に作成〕

Check Point

- ✓ いずれもガイドラインに準拠したビタミンと推奨量が配合されているが，マルタミンは，他の製剤よりもビタミン A，B_1，B_2，B_6 が多い．
- ✓ オーツカ MV は使用時に 1 号に 2 号を加え，溶解して用いる．脂溶性ビタミンの投与に問題がある場合には，水溶性ビタミン 9 種類（1 号）だけを使用することが可能である．
- ✓ ビタジェクトは，A 液（脂溶性と水溶性混合）と B 液（水溶性）を使用時に連続して高カロリー輸液に注入して用いる．

F 栄養素

7 ミネラル（微量元素）― ①種類と働き

微量元素	機能	欠乏症発症までの期間	欠乏症	過剰症
鉄 (Fe)	ヘム蛋白 ・ヘモグロビン：赤血球による酸素運搬 ・ミオグロビン：筋肉内の酸素貯蔵 ・シトクロム：電子伝達	―	鉄欠乏性貧血	ヘモクロマトーシス
銅 (Cu)	酵素機能に関与 乳児の成長，宿主の防衛機能，骨強度，赤血球の生成，白血球細胞の成熟，心筋収縮，脳の発育	半年以上	貧血，骨髄白血球系成熟障害	腹痛，下痢，嘔吐
亜鉛 (Zn)	酵素の構成成分および補酵素として代謝に関与	14～104日	成長減退，味覚異常，口内炎，脱毛，免疫能低下，創傷治癒遅延	発熱，悪心
セレン (Se)	抗酸化物質（活性酸素の除去）	1～2年以上	心筋症，筋肉痛	疲労感，脱毛，爪の薄化，悪心，嘔吐，末梢神経障害
クロム (Cr)	糖脂質代謝，窒素代謝に関与	3年以上	耐糖能異常，末梢神経障害	発がん性
モリブデン (Mo)	キサンチンオキシダーゼ，亜硫酸オキシダーゼなどの酵素の補酵素	1年以上	頻脈，多呼吸，嘔吐，夜盲症，成長遅延	痛風様症状
ヨウ素 (I)	甲状腺ホルモンの構成要素	―	甲状腺腫，クレチン症	甲状腺腫，バセドウ病
マンガン (Mn)	ピルビン酸カルボキシラーゼ，スーパーオキシドジスムターゼの構成要素	―	成長障害，骨格異常，糖質代謝異常	―

Check Point

✓ 生命活動に必須なミネラルはきわめて少ない量ではあるが酵素の活性中心として作用し重要な働きをしている．

✓ Znの補給は重要である．

F 栄養素

7 ミネラル（微量元素）—②主な TPN 剤

鉄(Fe) (μmol)	マンガン(Mn) (μmol)	亜鉛(Zn) (μmol)	銅(Cu) (μmol)	ヨウ素(I) (μmol)
35	1	60	5	1

エレジェクト注(2 mL), エレメンミック注(2 mL), ミネラミック注(2 mL), ミネラリン注(2 mL), ミネリック(2 mL), シザナリンN注(2 mL), メドレニック注, ボルビックス注(2 mL)

35	—	60	5	1

ボルビサール注（2 mL）

Check Point

- Mn の脳内蓄積を避けるため，Mn は 1 μmol，あるいは配合しない製剤が市販されている．
- **胆道閉塞のある患者**では排泄障害により，**Mn の全血中濃度**，および**銅などの微量元素の血漿中濃度を上昇**させるおそれがある．

F 栄養素

8 食物繊維 — ①種類と特徴

分類	種類	機能	摂取目安量（g/日）
不溶性食物繊維	セルロース，ヘミセルロース，リグニン，キチン，コラーゲンなど	保水性：便秘の改善（大腸） 発酵性：腸内細菌叢の改善（大腸）	10 g/1,000 kcal ＊健常成人では摂取目安量の約2倍程度まで安全と推定されている．
水溶性食物繊維	ペクチン，植物ガム，ガラクトオリゴ糖，難消化性デキストリンなど	粘性の増加：消化管通過速度の遅延，下痢の改善（胃，小腸，大腸） 吸収阻害：血糖値上昇抑制（小腸） 保水性：便秘の改善（大腸） 発酵性：腸内細菌叢の改善（大腸）	

Check Point

- 食物繊維は大腸において発酵を受けその代謝物が利用されるとともに腸内細菌の生育に影響する．
- 保水性は，不溶性食物繊維のほうが高い．発酵性は水溶性食物繊維のほうが高い．

F 栄養素

8 食物繊維 ― ②経腸栄養に用いる製剤

製剤	原材料	栄養成分
サンファイバー	水溶性食物繊維：グアーガム分解物	6 g あたり エネルギー 12.3 kcal 蛋白質 0〜0.06 g 炭水化物 5.6 g（糖質 0.5 g, 食物繊維 5.1 g） 食塩 0.006〜0.03 g, P 3.2 mg, K 15.6 mg
サンファイバーAI	水溶性食物繊維：グアーガム分解物, イヌリン	6 g あたり エネルギー 12.5 kcal 蛋白質 0〜0.06 g 炭水化物 5.6 g（糖質 0.5 g, 食物繊維 5.1 g） 食塩 0.006〜0.03 g, P 2.3 mg, K 12.0 mg
アップルファイバー	水溶性食物繊維：リンゴ	2.5 g あたり エネルギー 7 kcal 蛋白質 0.1 g 脂質 0.1 g 炭水化物 2.1 g（糖質 0.8 g, 食物繊維 1.3 g） P 3 mg, K 12 mg

Check Point

✓ 食物繊維を摂取すると腸内細菌により発酵され産生された短鎖脂肪酸が大腸から吸収され，エンテログルカゴンの分泌を促進して**大腸粘膜や小腸微絨毛を増殖**させる．このことが bacterial translocation（バクテリアトランスロケーション）発生抑制につながると考えられている．

2

電解質輸液剤・静脈栄養輸液剤の種類と適応

　輸液を行う主な目的は，体液管理，栄養補給である．体液管理では，欠乏した体液・電解質を補充し正常化する，あるいは想定される喪失を予防的に補い体液バランスを正常に維持する．栄養補給ではエネルギー源となる糖質，アミノ酸，脂肪などの栄養素を補給する．通常，栄養補給は，経口的に補給されるが，経口摂取が困難な場合，輸液剤による補給が必要となる．

　使用される輸液剤には，電解質輸液剤と栄養輸液剤があり，それぞれの特徴から病態に合わせて使い分ける．

A 輸液剤の種類と使用目的

1 輸液剤の種類と使用目的

	種類	使用目的	主な製剤
電解質輸液	複合電解質液	水分・電解質の補給	等張性電解質輸液, 低張性電解質輸液
	単純電解質液	電解質の補給	Na製剤, K製剤, Ca製剤, Mg製剤, P製剤, アルカリ化薬
栄養輸液	糖質輸液	カロリー・水分の補給	ブドウ糖液, キシリトール液
	アミノ酸輸液	アミノ酸の補給	低濃度, 高濃度, 肝性脳症改善用・腎不全用アミノ酸加電解質
	高カロリー輸液	カロリー・水分・電解質・アミノ酸の補給	糖・電解質輸液, 糖・アミノ酸・電解質輸液, 糖・アミノ酸・電解質・総合ビタミン輸液
	脂肪乳剤	カロリー・必須脂肪酸の補給	イントラリポス輸液
	総合ビタミン剤	ビタミンの補給	ビタジェクト注キット, マルタミン
	微量元素製剤	微量元素の補給	エレメンミック注, ボルビサール注
血漿増量	血漿増量薬	血漿量の補正	低分子デキストラン製剤, ヒドロキシエチルデンプン
	浸透圧利尿薬	浸透圧利尿	グリセリン, マンニトール

Check Point

✓ 輸液は,水・電解質の補給・補正を目的とする<u>電解質輸液</u>と栄養素を補給する<u>栄養輸液</u>に大別される.

B 電解質輸液剤の種類と特徴

1 電解質輸液剤の種類と特徴

分類	種類	特徴	輸液剤
複合電解質輸液	等張性電解質輸液（細胞外液補充液）	電解質によって血漿浸透圧と等張になるように調製されたもの 循環血漿量の減少（血圧低下，頻脈など），細胞外液欠乏の第一選択	生理食塩液，リンゲル液，乳酸リンゲル液，酢酸リンゲル液，重炭酸リンゲル液
	低張性電解質輸液（維持電解質輸液）	生理食塩液と5%ブドウ糖液を混合して調製されたもの 水欠乏脱水における細胞内への自由水の補給が適応	開始液（1号液），脱水補充液（2号液），維持液（3号液），術後回復液（4号液）
単純高濃度電解質輸液	単一電解質の補正	不足している電解質を補うために等張性電解質輸液や低張性電解質輸液に添加される	Na製剤，K製剤，Ca製剤，Mg製剤，P製剤，アルカリ化薬

Check Point

- ✓ 電解質輸液には，複数の電解質を含有する**複合電解質輸液**と単一の電解質からなる**単純電解質輸液**がある．
- ✓ 複合電解質輸液は，その輸液組成の違いから浸透圧が**血漿浸透圧と等しい等張性輸液**と**血漿浸透圧より低い低張性輸液**に分けられ，さらにその特徴から病態に合わせて使い分ける．
- ✓ 単純電解質輸液は，複合電解質輸液で電解質バランスが調整困難な場合に用いる．

B 電解質輸液剤の種類と特徴

2 各電解質輸液剤の適する病態

輸液	留意点	適する病態
生理食塩液	・急速な細胞外液量補正は重炭酸の希釈により代謝性アシドーシスを生じる ・大量投与で高 Cl^- 性アシドーシスを生じる	・酸塩基平衡異常のない場合 ・代謝性アルカローシスを伴う脱水 ・糖尿病性ケトアシドーシス
乳酸・酢酸・重炭酸リンゲル	・乳酸イオン,酢酸イオンも代謝されると重炭酸イオンとなりアルカリ化に働く ・代謝性アルカローシスを有する場合は使用しない ・糖尿病性ケトアシドーシスではケトンの代謝で重炭酸イオンとなるため糖利用の改善後に代謝性アルカローシスをきたす ・重症肝障害時は乳酸が代謝されず乳酸アシドーシスをきたす	・酸塩基平衡異常のない場合 ・代謝性アシドーシス（乳酸アシドーシスでは乳酸リンゲルは禁忌）を伴う脱水
開始液 (1 号液)	・K を含有していない ・Na 負荷量が多いため維持液に適さない ・乳酸イオンを含むものはアルカリ化薬として働く	・緩徐な細胞外液補充 ・高 K 血症の危険性がある ・K 投与の是非が判断できない病態
脱水補充液 (2 号液)	・K を含有しているため高 K 血症に注意 ・乳酸イオンは代謝されると重炭酸イオンとなりアルカリ化に働く ・代謝性アルカローシス,乳酸アシドーシスを有する場合は使用しない ・リン酸塩を含有するものは高 P 血症,低 Ca 血症,副甲状腺機能低下症に禁忌 ・Mg を含有するものは高 Mg 血症に注意	・高張性脱水,混合性脱水の細胞外液・内液の補充
維持液 (3 号液)	・2 号液と同等の K,アルカリ化薬を含有している ・大量に輸液しないと栄養不足 ・アルカリ化薬を含むことに注意	・経口摂取ができない場合に尿,不感蒸泄で失われる水分・電解質の補充
術後回復液 (4 号液)	・K を含有しないもの,少ないものがある ・乳酸イオンは代謝されると重炭酸イオンとなりアルカリ化に働く ・Na 濃度は維持液とほぼ同等	・K 含有量が少ないため異化亢進状態,腎機能低下時の水分補給 ・水分欠乏型脱水,高 K 血症のある場合の維持液

C 電解質輸液剤の成り立ちと分布

1 低張性電解質輸液の成り立ち

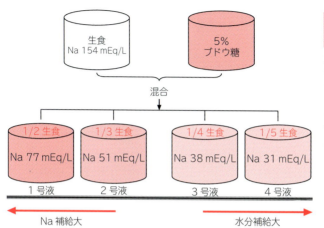

Check Point

- 低張性電解質輸液は，生理食塩液（生食）と5%ブドウ糖液の混合により成り立っており，混合割合により1号液から4号液に分けられる．
- 生理食塩水の希釈率が高いものほど水分補給に適している．

C 電解質輸液剤の成り立ちと分布

2 電解質輸液剤の種類による分布の違い

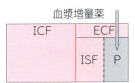
血漿増量薬

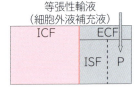
等張性輸液
（細胞外液補充液）

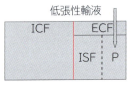
低張性輸液

ICF：細胞内液
ECF：細胞外液
ISF：組織間液
P：血漿

Check Point

- ✓ 輸液療法において投与した輸液の水分がどのように分布するかは輸液剤の選択に重要である．
- ✓ 血漿増量薬は，アルブミンなどと同様に膠質成分を配合しているため膠質浸透圧を有するため血管内のみに分布する．
- ✓ 生理食塩液，乳酸リンゲル液など体液と浸透圧が同等である等張性輸液は，細胞内外の浸透圧の差を生じないため水分の移動がなく細胞外液に分布する．
- ✓ 維持輸液などの低張性輸液は，浸透圧の差が生じるため水分の移動が起こり細胞内外（体液全体）に分布する．

C 電解質輸液剤の成り立ちと分布

3 電解質輸液剤投与後の水の移動

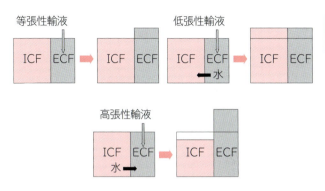

Check Point

- ✓ 等張性輸液の投与では浸透圧の差が生じないため水の移動がなく細胞外液にのみ分布する.
- ✓ 5%ブドウ糖液は等張であるが,代謝されて浸透圧物質でなくなるため,細胞内外に分布する.
- ✓ 低張性輸液の投与では細胞外液の浸透圧低下が起こり水分は細胞内液に移行する.
- ✓ 高張性輸液の投与では細胞外液の浸透圧上昇が起こり水分は細胞外液に移行する.

▶移動例

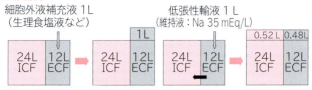

Na 17 mEq/L…水 111 mL を ICF に保持

5%ブドウ糖液 1 L

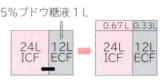

Check Point

- ✓ 等張性輸液である細胞外液補充液 1 L の投与では水の移動がなく細胞外液に 1 L 分布する．
- ✓ 浸透圧は等張である 5% ブドウ糖 1 L の投与ではブドウ糖の代謝により細胞外液の浸透圧低下が起こり，水分は細胞内液・外液量の比（2：1）に応じて細胞内外に分布する．
- ✓ 低張性輸液 1 L の投与では細胞外液の浸透圧低下が起こり水分は細胞内液に移行するが，この時 Na 17 mEq あたり水分約 111 mL が細胞外液に保持され，自由水は細胞内液・外液量の比（2：1）に応じて細胞内外に分布する．

維持輸液（Na 35 mEq/L） 1 L 投与すると‥‥‥
Na：17 mEq　水：約 111 mL 保持

35 mEq×1 L÷17 mEq≒2.0
2×111 mL＝222 mL ・・・・・・・・・・・・・・・・ 細胞外に分布
1,000 mL−222 mL＝778 mL
細胞内と細胞外に 2：1 に分布するので
778 mL×2/3≒519 mL ・・・・・・・・・・・・・・ 細胞内に分布
778 mL×1/3≒259 mL ・・・・・・・・・・・・・・ 細胞外に分布

　　　　　細胞外：222 mL＋259 mL≒481 mL
　　　　　細胞内：519 mL

D 静脈栄養輸液剤の種類と特徴

1 静脈栄養輸液剤の種類と使用目的

▶末梢静脈栄養(PPN)剤,中心静脈栄養(TPN)剤

種類	使用目的	主な製剤
糖質輸液	カロリー・水分の補給	ブドウ糖液,キシリトール液
アミノ酸輸液	アミノ酸の補給	低濃度,高濃度,肝性脳症改善用・腎不全用アミノ酸加電解質
高カロリー輸液	カロリー・水分・電解質・アミノ酸の補給	糖・電解質輸液,糖・アミノ酸・電解質輸液,糖・アミノ酸・電解質・総合ビタミン輸液
脂肪乳剤	カロリー・必須脂肪酸の補給	イントラリポス輸液
総合ビタミン剤	ビタミンの補給	ビタジェクト注キット,マルタミン
微量元素製剤	微量元素の補給	エレメンミック注,ボルビサール注

Check Point

✓ 静脈栄養輸液剤は,その使用目的により分類される.

D 静脈栄養輸液剤の種類と特徴

2 主な PPN 剤

▶ 高濃度糖加維持液

維持液	糖質（g/L）			熱量 (kcal/L)	浸透圧比 pH	特　徴
	G	F	X			
ソリタックス-H	125			500	約3 5.7〜6.5	Na 50 mEq/L, Cl 48 mEq/L, K 30 mEq/L, Ca, Mg, P, 乳酸含有
トリフリード	60	30	15	420	約2.6 4.5〜5.5	Na 35 mEq/L, Cl 35 mEq/L, K 20 mEq/L, Ca, Mg, Zn, P, 酢酸含有
フィジオ35	100			400	約2〜3 4.7〜5.3	Na 35 mEq/L, Cl 28 mEq/L, K 20 mEq/L, Ca, Mg 含有
KNMG 3号	100			400	約3 3.5〜7.0	Na 50 mEq/L, Cl 50 mEq/L, K 20 mEq/L, P, グルコン酸, 酢酸, 乳酸含有
10% EL-3号	100			400	約3 4.0〜6.0	Na 40 mEq/L, Cl 40 mEq/L, K 35 mEq/L, P, 乳酸含有

G：ブドウ糖（グルコース），F：果糖（フルクトース），X：キシリトール
（糖濃度 10〜12%，Na 35〜50 mEq/L，K 20〜35 mEq/L）

▶ アミノ酸・ビタミン B_1 加総合電解質液

	糖質 (g/L)	アミノ酸 (g/L)	熱量 (kcal/L)	チアミン (mg/L)	浸透圧比	pH
ビーフリード	G 75	30	420	1.92	約3	約6.7
	Na 35 mEq/L, Cl 35 mEq/L, K 20 mEq/L, Ca, Mg, Zn, P, 乳酸, 酢酸, グルコン酸含有					
アミグランド	G 75	30	420	2.0	約3	約6.8
	Na 35 mEq/L, Cl 35.2 mEq/L, K 20 mEq/L, Ca, Mg, Zn, P, 乳酸, 酢酸, グルコン酸含有					

Check Point

✓ ビタミン B_1 欠乏は，乳酸アシドーシスやウェルニッケ脳症，
脚気を引き起こす．PPN でもビタミン B_1 の補給に留意する
との観点で，ビタミン B_1 加液を用いる．

D 静脈栄養輸液剤の種類と特徴

3 主なアミノ酸輸液剤

▶アミノ酸加総合電解質液（アミノ酸3%程度，糖濃度7.5%）

製剤	糖質	アミノ酸	使用目的
ツインパル	G 75 g/L	30 g/L BCAA含有率30% E/N比1.44，NPC/N 64	経口摂取不十分で，軽度の低蛋白血症または軽度の低栄養状態にある場合のアミノ酸，電解質および水分の補給
プラスアミノ	G 75 g/L	27.1 g/L BCAA含有率29.1% E/N比3.11，NPC/N 71 K非含有	

Check Point

- ✓ アミノ酸加総合電解質液は，低蛋白血症時などのアミノ酸の補給に用いられる．
- ✓ ブドウ糖を配合しているため，投与されたアミノ酸から効率のよい蛋白合成が期待できる．

D 静脈栄養輸液剤の種類と特徴

4 TPN剤 — ①基本処方

成人 (50〜60 kg)	2/3	full
熱量(kcal)	1,400	2,000
ブドウ糖(g)	310　　　260	410　　　350
アミノ酸(g)	40	60
脂肪(g)	10　　　20	10　　　40
輸液量(mL)	2,000（熱量/水比：0.7）	2,000（熱量/水比：1.0）
Na(mEq)	100	100
Cl(mEq)	100	100
K(mEq)	60	80
Ca(mEq)	14	20
Mg(mEq)	6	10
P(mmol)	20	30
Zn(μmol)	20	30

Check Point

- full は維持として投与する場合に適する.
- 2/3処方は，高カロリー輸液の開始時，耐糖能低下，肝機能低下，全身状態不安定時に適する.
- 患者の状態により，ブドウ糖と脂肪の比率を変えて処方設計する.

4 TPN剤 — ②基本液（糖・電解質）

1 bag 中

	ハイカリック液			ハイカリック液 NC		
	1号	2号	3号	L	N	H
熱量(kcal)	480	700	1,000	480	700	1,000
ブドウ糖(g)	120	175	250	120	175	250
輸液量(mL) (熱量/水比)	700 (0.69)	700 (1.0)	700 (1.43)	700 (0.69)	700 (1.0)	700 (1.43)
Na(mEq)	−	−	−	50	50	50
Cl(mEq)	−	−	−	49	49	49
K(mEq)	30	30	30	30	30	60
Ca(mEq)	8.5	8.5	8.5	8.5	8.5	8.5
Mg(mEq)	10	10	10	10	10	10
P(mg)	150	150	250	250	250	250
Zn(μmol)	10	10	20	20	20	20

Check Point

- 基本液＋アミノ酸液が基本だが，両者の電解質含有量に注意が必要である．
- ハイカリック3号およびNC-H輸液は，必要熱量の高い患者の維持液として使用する．

D 静脈栄養輸液剤の種類と特徴

4 TPN 剤 — ③キット（糖・電解質・アミノ酸）

1 bag 中

	ピーエヌツイン		
	1 号	2 号	3 号
熱量(kcal)	560	840	1,160
ブドウ糖(g)	120	180	250.4
アミノ酸(g)	20.7	30.1	40.4
NPC/N	158	158	164
輸液量(mL) (熱量/水比)	1,000 (0.56)	1,100 (0.76)	1,200 (0.97)
Na(mEq)	50	50	51
Cl(mEq)	50	50	50
K(mEq)	30	30	30
Ca(mEq)	8	8	8
Mg(mEq)	6	6	6
P(mmol)	8	8	8
Zn(μmol)	20	20	20

Check Point

- ✓ 糖・電解質・アミノ酸の基本液でビタミン剤を配合して栄養補給に用いる．
- ✓ ピーエヌツインは糖・電解質とアミノ酸のダブルバッグで使用前に開通させて混合する．

D 静脈栄養輸液剤の種類と特徴

4 TPN剤—④キット（糖・電解質・アミノ酸・ビタミン）

1 bag 中

	ネオパレン		フルカリック		
	1号	2号	1号	2号	3号
熱量(kcal)	560/840/1,120	820/1,230/1,640	560/840	820/1,230	1,160
ブドウ糖(g)	120/180/240	175/262.5/350	120/180	175/262.5	250
アミノ酸(g)	20/30/40	30/45/60	20/30	30/45	40
輸液量(mL) (熱量/水比)	1,000/1,500/2,000 (0.56)	1,000/1,500/2,000 (0.82)	903/1,354.5 (0.62)	1,003/1,504.5 (0.82)	1,103 (1.05)
NPC/N	153/153/153	149/149/149	154/154	150/150	160
Na(mEq)	50/75/100	50/75/100	50/75	50/75	50
Cl(mEq)	50/75/100	50/75/100	49/73.5	49/73.5	49
K(mEq)	22/33/44	27/41/54	30/45	30/45	30
Ca(mEq)	4/6/8	5/7.6/10	8.5/12.75	8.5/12.75	8.5
Mg(mEq)	4/6/8	5/7.5/10	10/15	10/15	10
P(mmol)	5/7.6/10	6/9/12	8/12	8/12	8
Zn(μmol)	20/30/40	20/30/40	20/30	20/30	20
ビタミン剤(mL)	4/6/8	4/6/8	3/4.5	3/4.5	3

Check Point

- 上室，小室，下室の3室を有し，ブドウ糖，アミノ酸，電解質およびビタミンを含有する．
- 糖，電解質，アミノ酸，ビタミンをバランスよく配合しており，糖，電解質，アミノ酸およびビタミンの各必要量を適切に投与することができる．
- フルカリック3号は高濃度の糖質を含有しているため2 bag/日を漫然と投与していると overfeeding になる可能性がある．

D 静脈栄養輸液剤の種類と特徴

4 TPN剤—⑤キット(糖・電解質・アミノ酸・ビタミン・微量元素)

1 bag 中

	エルネオパNF 1号	エルネオパNF 2号	ワンパル 1号	ワンパル 2号
熱量(kcal)	560/840/1,120	820/1,230/1,640	560/840	840/1,260
ブドウ糖(g)	120/180/240	175/262.5/350	120/180	180/270
アミノ酸(g)	20/30/40	30/45/60	20/30	30/45
輸液量(mL) (熱量/水比)	1,000/1,500/2,000 (0.56)	1,000/1,500/2,000 (0.82)	800/1,200 (0.7)	800/1,200 (1.05)
NPC/N	153/153/153	149/149/149	158/158	158/158
Na(mEq)	50/75/100	50/75/100	50/75	50/75
Cl(mEq)	50/75/100	50/75/100	50/75	50/75
K(mEq)	22/33/44	27/41/54	25/37.5	30/45
Ca(mEq)	4/6/8	5/7.6/10	8/12	8/12
Mg(mEq)	4/6/8	5/7.5/10	6/9	6/9
P(mmol)	5/7.6/10	6/9/12	8/12	8/12
ビタミン剤(mL)	4/6/8	4/6/8	3/4.5	3/4.5
Fe(μmol)	10/15/20	10/15/20	8.75/13.124	8.75/13.124
Mn(μmol)	0.5/0.75/1	0.5/0.75/1	0.5/0.75	0.5/0.75
Zn(μmol)	30/45/60	30/45/60	50/75	50/75
Cu(μmol)	2.5/3.75/5	2.5/3.75/5	2.5/3.75	2.5/3.75
I (μmol)	0.5/0.75/1	0.5/0.75/1	0.5/0.75	0.5/0.75

Check Point

- ✓ 4室からなるキット製剤(クワッドバッグ)でTPN療法に必要なブドウ糖,電解質,アミノ酸,ビタミンおよび微量元素(Zn, Fe, Cu, Mn, I)をバランスよく配合しており,各栄養素の必要量を適切に投与することができる.
- ✓ ワンパル2号は通常の必要カロリー量の患者の維持液として用いる.

D 静脈栄養輸液剤の種類と特徴

4 TPN剤 — ⑥キット(糖・電解質・アミノ酸・脂肪)

1 bag 中

	ミキシッド L	ミキシッド H
熱量(kcal)	700	900
ブドウ糖(g)	110	150
アミノ酸(g)	30	30
脂肪(g)	15.6	19.8
NPC/N	126	169
輸液量(mL)(熱量/水比)	900(0.78)	900(1.0)
Na(mEq)	35	35
Cl(mEq)	44	40.5
K(mEq)	27	27
Ca(mEq)	8.5	8.5
Mg(mEq)	5	5
P(mmol)	4.8	6.4
Zn(μmol)	10	10

Check Point

- ✓ ミキシッドは，脂肪乳剤を配合した高カロリー輸液用ダブルバッグ製剤で，H輸液は通常の必要カロリー量の患者の維持液として用いる．
- ✓ **除菌用ファイナルフィルターを使用できない**ため細菌混入の防止に注意する．

D 静脈栄養輸液剤の種類と特徴

5 特殊な輸液剤

輸液	製剤	特徴	備考
肝性脳症改善アミノ酸輸液	テルフィスアミノレバン	BCAA含有率35.5% Fisher比[1]：テルフィス37.03，アミノレバン37.05 Na約14 mEq/L, Cl約94 mEq/L	重篤な腎障害，先天性アミノ酸代謝異常症には禁忌
	モリヘパミン	BCAA含有率36.3% Fisher比54.13 Na約3 mEq/L, 酢酸約100 mEq/L	
急性・慢性腎不全時のアミノ酸輸液	ネオアミュー	BCAA含有率42% E/N比[2] 3.21 Na約2 mEq/L, 酢酸約47 mEq/L	肝性昏睡，高アンモニア血症，先天性アミノ酸代謝異常症には禁忌
	キドミン	BCAA含有率45.8% E/N比[2] 2.6 Na約2 mEq/L, 酢酸約46 mEq/L	
腎不全用高カロリー輸液	ハイカリックRF	糖濃度50%，K，Pを含有しない高カロリー基本液	乳酸血症，高Na・Cl・Mg・Ca血症，肝性昏睡では禁忌

[1] BCAA（バリン＋ロイシン＋イソロイシン）/AAA（チロシン＋フェニルアラニン）モル比
[2] 必須アミノ酸/非必須アミノ酸比

Check Point

- ✓ 肝性脳症改善アミノ酸輸液はFischer比が高い．
- ✓ Fischer比は，**BCAAと芳香族アミノ酸AAAのモル比**であり，健常者は3～4であるが，**肝機能が低下**すると肝臓のアミノ酸代謝に異常をきたしAAAの供給量が増え，**BCAAの分解が進みFischer比が低下**する．それを是正するためBCAA含有量の多いアミノ酸製剤が用いられる．
- ✓ 腎不全時のアミノ酸輸液はE/N比およびBCAA含有量が高く，腎不全時のアミノ酸代謝および蛋白合成の促進，筋蛋白の分解抑制といった蛋白代謝を改善する．
- ✓ 腎不全用高カロリー輸液は，**高濃度のブドウ糖含有製剤**で腎不全時などの電解質排泄障害を考慮して，**K，Pを配合せず**，最少量の各種電解質（Na，Mg，Ca，ClおよびZn）を配合している．

E 経口補水液

1 主な経口補水液

商品	アルジネードウォーター (125 mL)	アクアソリタ (500 mL)	アクアソリタゼリー (130 g)	オーエスワン (500 mL)	オーエスワンゼリー (200 g)
熱量(kcal)	100	35	19	50	20
蛋白質(アルギニン含有)(g)	2.5	0	0	0	0
炭水化物(g)	22.5	9	5.2	12.5	5
水分(g)	107	490	124	497	125
Na(mg)	0	400	103	575	230
Cl(mg)	−	585	−	885	354
K(mg)	−	390	100	390	156
Ca(mg)	−	50	13	−	−
Mg(mg)	−	18	4.7	12	4.8
P(mg)	225	75	20	31	12.4
Zn(mg)	10	−	−	−	−
Cu(mg)	1.0	−	−	−	−
1日摂取量目安	125 mL	500 mL	130 g	500~1,000 mL 乳児：300~600 mL 乳児：30~50 mL/kg	500~1,000 g 乳児：300~600 g 乳児：30~50 g/kg

Check Point

✓ 経口補水療法に用いられる経口補水液（oral rehydration solution：ORS）は，水，電解質，糖分が配合されており，脱水症の改善および治療を目的に体から不足している電解質（Na，K，Clなど）を一定量以上含み，素早く吸収できるようにブドウ糖が配合され浸透圧が体液よりも低く調製されている．

E 経口補水液

2 主な経口補水液（医薬品）

商品	ソリタT配合顆粒2号 （4.0 g）	ソリタT配合顆粒3号 （4.0 g）
熱量(kcal)	13	13
炭水化物(g/dL)	3.3	3.3
Na(mEq/L)	60	35
Cl(mEq/L)	50	30
K(mEq/L)	20	20
Mg(mEq/L)	3	3
備考	100 mLに溶解	100 mLに溶解

成人：1回100 mLを1日数回患者の口渇に応じて経口投与
小児：1回20〜100 mLを1日8〜10回（2〜3時間ごと）経口投与

Check Point

- 軽度または中等度の脱水症および手術後の回復期における電解質の補給維持に用いる．
- 通常の溶解濃度では低浸透圧であるため，水分吸収能・Na保持能がすぐれている．

E 経口補水液
3 経口補水液の使用方法

▶ORS の適応疾患

- 感染性胃腸炎
- 流行性感冒
- 過度の発汗（熱中症）
- 高齢者の経口摂取不足

▶ORS の経腸栄養への応用

- 経腸栄養剤・濃厚流動食使用時の水分・電解質管理
- 経腸栄養開始時の水分補給
- 消化器系合併症発生時の水分補給

▶ORS の使用上の注意

> - 一気に飲まずゆっくりと少しずつ
> - 濃度を変えない
> - 凍らせない
> - ジュース，氷，砂糖など他のものと混ぜない
> - 症状が改善しなければ輸液療法へ切り替える
> - 無理に飲ませない
> - 健康な人には美味しくないが，美味しい人は脱水症の可能性があると理解する

［谷口英喜：経口補水療法ハンドブック，日本医療企画，東京，p.74-102, 2013 を参考に作成］

Check Point

- ✓ ORS は，脱水時に不足している電解質を補給でき吸収速度を速くする工夫がされているため，**経腸栄養に併用することが可能**である．
- ✓ 急性下痢症などにおける**脱水症発症予防**，中等症以下の**脱水症の体液補正**，維持輸液としての**経口補液療法**に適応される．

3

経腸栄養剤の種類と適応

　栄養療法には経口栄養，経腸栄養，静脈栄養があるが，消化管が安全に使用できる場合は，経腸栄養療法の選択が大原則である．経腸栄養療法において栄養状態や病態に合わせた適切な経腸栄養剤の選択は重要である．

A 経腸栄養剤の種類

1 経腸栄養療法の利点

①腸管粘膜の維持
②免疫能の維持，bacterial translocation の回避
③代謝反応の亢進の抑制
④胆汁うっ滞の回避
⑤消化管の生理機能の維持
⑥カテーテル関連血流感染症，気胸などの TPN 時の合併症がない
⑦長期管理が容易である
⑧廉価である

Check Point

✓ 消化管を用いた経腸栄養療法は，腸管粘膜の廃用性の萎縮を防止でき，免疫能を維持して bacterial translocation（バクテリアトランスロケーション）を回避できる.

✓ bacterial translocation が生じると，腸管内の細菌やその毒素が粘膜上皮より体内に侵入し，敗血症や多臓器不全を引き起こす.

A 経腸栄養剤の種類

2 経腸栄養剤の種類と特徴

	天然流動食	半消化態（LRD）	消化態	成分栄養（ED）
区分	食品	食品，医薬品	医薬品	医薬品
窒素源	蛋白質	蛋白質やポリペプチド	アミノ酸やジペプチド・トリペプチド	アミノ酸
糖質	デンプン	デキストリンなど	デキストリン	デキストリン
脂肪	多い	比較的多い	少ない	きわめて少ない
他の栄養成分	十分	不十分	不十分	不十分
繊維成分	＋	±	−	−
消化	必要	多少必要	不要	不要
残渣	多い	少ない	きわめて少ない	きわめて少ない
浸透圧	低い	比較的低い	高い	高い
溶解性	不良	比較的良好	良好	良好
粘稠性	高い	やや高い	やや高い	低い
味・香り	良好	比較的良好	不良	不良

Check Point

- 経腸栄養剤は，**天然流動食，人工濃厚流動食，特殊組成栄養剤**に分けられる．
- 天然流動食は，自然食品をもとにつくられている．
- **人工濃厚流動食**は，**半消化態，消化態，成分栄養剤**に分けられ天然流動食に比べ消化の必要性が低くなっている．
- **消化態，成分栄養剤**となるほど脂肪が少なく**浸透圧が高く**なっている．
- それぞれ特徴があるため消化管の**消化吸収能に応じて選択**する．

A 経腸栄養剤の種類

3 半消化態栄養剤

商品名	エネーボ配合経腸用液	エンシュア・リキッド	エンシュア H	ラコール NF配合経腸用液	ラコール NF配合経腸用半固形剤
熱量 kcal/容量	300/250 mL	250/250 mL	375/250 mL	400/400 mL 200/200 mL	300/300 g
蛋白質	分離牛乳蛋白質, 濃縮乳清蛋白質, 分離大豆蛋白質	カゼイン Na, カゼイン NaCa, 分離大豆蛋白質	カゼイン Na, カゼイン NaCa, 分離大豆蛋白質	乳カゼイン, 分離大豆蛋白質	乳カゼイン, 分離大豆蛋白質
脂肪 (g/100 kcal)	高オレイン酸ヒマワリ油, ナタネ油, 中鎖脂肪酸トリグリセリドなど (3.2)	トウモロコシ油, 大豆レシチン (3.5)	トウモロコシ油, 大豆レシチン (3.5)	トリカプリリン, 大豆油, シソ油, パーム油 (2.2)	トリカプリリン, 大豆油, シソ油, パーム油 (2.2)
糖質	デキストリン, 精製白糖, 難消化性デキストリンなど	デキストリン, 精製白糖	デキストリン, 精製白糖	マルトデキストリン, 精製白糖	マルトデキストリン, 精製白糖
浸透圧 (mOsm/L)	約 350	約 330	約 540	330〜360	
微量元素	Mn, Fe, Zn, Cu, Cr, Mo, Se	Mn, Fe, Zn, Cu	Mn, Fe, Zn, Cu	Mn, Fe, Zn, Cu, Se	Fe, Zn, Mn, Cu, Se
備考	牛乳蛋白質アレルギー禁忌	牛乳蛋白質アレルギー禁忌	牛乳蛋白質アレルギー禁忌	牛乳蛋白質アレルギー禁忌	牛乳蛋白質アレルギー禁忌

Check Point

- ✓ エネーボは, 三大栄養素, ビタミン, ミネラル, 微量元素を配合.

A 経腸栄養剤の種類

4 消化態栄養剤・成分栄養剤

▶消化態栄養剤

商品名	ツインライン NF 配合経腸用液
熱量 　（kcal/容量 mL）	400/400（A 液 200 mL，B 液 200 mL）
蛋白質	乳蛋白質加水分解物，アミノ酸（2 種）
脂肪 （g/100 kcal）	トリカプリリン，サフラワー油 （2.8）
糖質	マルトデキストリン
浸透圧 （mOsm/L）	470〜510
微量元素	Mn，Fe，Zn，Cu，Se

▶成分栄養剤

商品名	エレンタール配合内用剤	エレンタール P 乳幼児用 配合内用剤
熱量 　（kcal/容量 g）	300/80	156/40，312/80
蛋白質	アミノ酸（17 種）	アミノ酸（18 種）
脂肪 （g/100 kcal）	大豆油 （0.1）	大豆油 （0.9）
糖質	デキストリン	デキストリン
浸透圧 （mOsm/L）	約 760（1 kcal/mL）	約 630（1 kcal/mL）
微量元素	Mn，Fe，Zn，Cu，I	Mn，Fe，Zn，Cu，I

B 経腸栄養剤の適応

1 病態別経腸栄養剤

▶肝不全用

商品名	医薬品	
	ヘパン ED 配合内用剤	アミノレバン EN 配合散
熱量（kcal/容量 g）	310/80	213/50
蛋白質	アミノ酸（14 種）	アミノ酸（8 種）
脂肪（g/100 kcal）	大豆油（0.9）	コメ油（1.7）
糖質	デキストリン	デキストリン
Fischer 比 （BCAA/AAA モル比）	61	約 40
浸透圧（mOsm/L）	約 633（1 kcal/mL）	約 300（1 kcal/mL）
微量元素	Mn, Fe, Zn, Cu, I	Mn, Fe, Zn, Cu, I
備考		牛乳に対しアレルギー禁忌（カゼイン含有）

AAA：芳香族アミノ酸，BCAA：分岐鎖アミノ酸

Check Point

- 肝不全や腎不全などの病態では蛋白代謝異常など，病態に特異的な異常を生じているため，一般の経腸栄養剤とは異なる組成の経腸栄養剤を用いる．

▶腎不全用

商品名	食品				
	リーナレン LP (125 mL)	リーナレン MP (125 mL)	リーナレン D (125 mL)	レナウェル A (125 mL)	レナウェル 3 (125 mL)
熱量 (kcal)	200	200	200	200	200
蛋白質 (g)	乳蛋白質 (2.0)	乳蛋白質 (7.0)	乳蛋白質 (7.0)	カゼイン Na (0.75)	乳清蛋白質, カゼイン Na (3.0)
脂肪(g)	食用油脂 (5.6)	食用油脂 (5.6)	食用油脂 (5.6)	植物油 (8.9)	植物油 (8.9)
糖質(g)	デキストリン (35)	デキストリン (30)	デキストリン (29.8)	デキストリン (32.3)	デキストリン (30)
Na(mg)	60	120	198	60	60
K (mg)	60	60	120	20	20
P(mg)	40	70	100	20	20
微量元素	Mn, Fe, Zn, Cu, Cr, Mo, Se, I	Mn, Fe, Zn, Cu, Cr, Mo, Se, I	Mn, Fe, Zn, Cu, Cr, Mo, Se, I	Mn, Fe, Zn, Cu	Mn, Fe, Zn, Cu
食物繊維	2 g/125 mL		3 g/125 mL		3.0 g/125 mL
備考	アレルギー表示（乳成分）			アレルギー表示 （乳成分，大豆）	

経腸栄養剤の適応

▶慢性呼吸不全用　　▶糖尿病用

商品名	食品			
	プルモケア-EX（250 mL）	グルセルナ-REX（200/400 mL）	タピオンアルファ（200 mL）	インスロー（200 mL）
熱量（kcal）	375	200/400	200	200
蛋白質（g）	カゼイン Na（15.6）	分離大豆蛋白質，カゼイン Na，カゼイン Ca（8.4/16.7）	乳蛋白質，大豆ふすま，カゼイン Na（8.0）	乳蛋白質（10.0）
脂肪（g）	ナタネ油，植物油脂（中鎖脂肪酸油），コーン油，高オレイン酸ヒマワリ油（23.0）	ナタネ油，高オレイン酸ヒマワリ油（11.1/22.3）	植物油（9.0）	食用油脂，乳リン脂質抽出物（6.6）
糖質（g）	マルトデキストリン，ショ糖（26.4）	デキストリン，イソマルツロース，果糖（19.4/38.8），フラクトオリゴ糖（1.6/3.2）	デキストリン（25.6），フラクトオリゴ糖（1.0）	デキストリン，パラチノース（27.8）
Na(mg)	325	188/376	200	140
K(mg)	435	200/400	240	160
微量元素	Fe, Zn, Cu	Fe, Zn, Cu, Cr, Mo, Se	Mn, Fe, Zn, Cu, Cr, Mo, Se, I	Mn, Fe, Zn, Cu, Cr, Mo, Se, I
備考		食物繊維（3.6 g/200 mL, 7.2 g/400 mL）	食物繊維（3.6 g/200 mL）	食物繊維（3.0 g/200 mL）アレルギー表示（乳成分）

B 経腸栄養剤の適応

2 適応病態・疾患

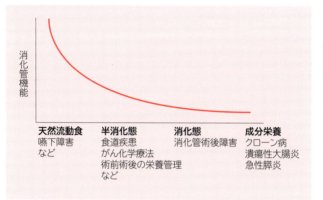

消化管機能

天然流動食	半消化態	消化態	成分栄養
嚥下障害 など	食道疾患 がん化学療法 術前術後の栄養管理 など	消化管術後障害	クローン病 潰瘍性大腸炎 急性膵炎

Check Point

- ✓ 経腸栄養剤は,**消化管の機能の程度によって選択する**.
- ✓ 消化管の機能(消化吸収能)が低下し,**消化管を安静にする必要がある場合には消化態が適応**となる.
- ✓ **成分栄養剤**が適応となる疾患としては,上部消化管術後,上部消化管縫合不全,消化管瘻,急性膵炎,アレルギー性腸炎,**炎症性腸疾患**(クローン病,潰瘍性大腸炎),短腸症候群などがあげられる.

4

輸液療法の基礎知識 1
〜水・電解質異常とその補正

　　水の調節は体液の恒常性を維持するうえでは重要である．また，電解質についても水の調節，あるいは酸塩基平衡と密接な関係をもって生体の恒常性維持機構が働いている．この恒常性維持機構の障害によって水・電解質の異常を生じる．このような病態を正確に判断し，それに対応した輸液療法を行うことが必要である．

A 脱水症の種類と鑑別

1 脱水症の種類

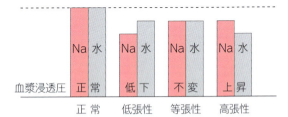

細胞内液(ICF)量	正常	増加	不変	著明減少
細胞外液(ECF)量	正常	著明減少	減少	やや減少

Check Point

- ✓ 脱水症には，低張性脱水，高張性脱水，等張性脱水がある．
- ✓ 低張性脱水は，水分よりNaが多く喪失し血漿浸透圧が低下する．
- ✓ 高張性脱水は，Naより水分が多く喪失し血漿浸透圧が上昇する．
- ✓ 等張性脱水は，水分とNaが同程度喪失し血漿浸透圧は変わらない．
- ✓ 浸透圧の変化に伴って細胞内・外液量は変化する．

A 脱水症の種類と鑑別
2 脱水症の種類と水分の移動

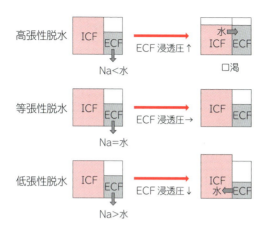

Check Point

- 高張性脱水では，Na より水分が多く喪失し細胞外液の血漿浸透圧が上昇するため，平衡をはかり細胞内液から外液に水分が移動し細胞内液の減少が生じて口渇が起こる.
- 等張性脱水では，細胞外液の浸透圧と等しい体液が失われるため，浸透圧の変化がなく水分の移動は生じず細胞外液量のみが減少する.
- 低張性脱水では，Na が水分より多く喪失し浸透圧が低下して細胞外液から細胞内液へ水分が移動するため，細胞外液量がさらに減少する.

A 脱水症の種類と鑑別

3 脱水症の分類と鑑別

	高張性脱水	混合性脱水	低張性脱水
喪失	水分＞Na	水分とNa	水分＜Na
減少する体液区	細胞内液欠乏著明	細胞内・外液欠乏	細胞外液欠乏著明
口渇	＋	±	−
皮膚粘膜	乾燥	乾燥	湿潤
皮膚のturgor	正常	低下	低下
神経症状	興奮，幻覚，凶暴	精神障害	無関心，嗜眠，昏睡
食欲不振	−	＋	＋
血圧	低下しない	低下	低下
尿比重	高い	さまざま	低い
Na (mEq/L)	150＜	さまざま	150＞
BUN	軽度上昇	さまざま	高度上昇
ヘマトクリット	軽度上昇		高度上昇
原因	尿崩症，大量発汗，不適切輸液など(不感蒸泄の考慮)	利尿薬，浸透圧利尿，低アルドステロン症，Na喪失性腎症など	消化管からの喪失(嘔吐，下痢，ナートなど)，熱傷，出血など

BUN：尿素窒素

Check Point

✓ 脱水症の種類によって臨床的な特徴を有するため，鑑別は病歴，検査所見，身体所見などから判断する．

B 欠乏量と必要量を推定する
1 水分欠乏量の推定方法

体重から推定する方法
　水分欠乏量＝健常時体重－現在の体重

ヘマトクリット (Ht) を用いる方法
　水分欠乏量＝(1－45/Ht)×体重×0.6

血清総蛋白 (TP) を用いる方法
　水分欠乏量＝(1－7/TP)×体重×0.6

女性 0.5

血清 Na 濃度を用いる方法
　水分欠乏量＝[(Na濃度－140)/140]×体重×0.6

血漿浸透圧を用いる方法
　水分欠乏量＝(1－280/血漿浸透圧)×体重×0.6

＊純粋な水分欠乏の場合に該当

［佐中 孜：脱水の病態と診断．Medicina **34**(5)：852, 1997 より引用］

Check Point

- ✓ 脱水症の治療では欠乏量を推定する必要がある．
- ✓ **水分欠乏量は，体重，ヘマトクリット (Ht) 値，血清総蛋白 (TP)，血清 Na 濃度，血漿浸透圧などの検査データを用いて**，正常値との比較により，これらの式を用いて算出する．
- ✓ 正常の Ht 45%，TP 7 mg/dL，血清 Na 濃度 140 mEq/L，血漿浸透圧 280 mOsm とし，体重の 60%（女性では 50%）が全体水分量として示している．
- ✓ したがって，罹患前より正常値と大きくかけ離れている場合は，推定欠乏量が実際と解離するため，それぞれの式から算出し，検討する必要がある．

B 欠乏量と必要量を推定する
2 Na 欠乏量・必要量の推定方法

女性 0.5

Na欠乏量(mEq)＝(140−実測Na濃度)×体重×0.6

Na必要量(mEq)＝(目標Na濃度−実測Na濃度)×体重×0.6

Check Point

- 総 Na 欠乏量の推定は，Na 欠乏量の推定式で計算する．
- Na 必要量とは治療において目標とする Na 濃度にするために必要な Na 量を推定する式である．

B 欠乏量と必要量を推定する
3 Na欠乏型脱水症の症候と重症度

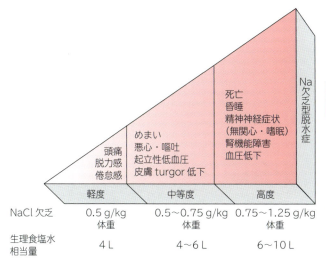

[北岡建樹:楽しくイラストで学ぶ水・電解質の知識,南山堂,東京,p.100,1987より引用]

Check Point

- ✓ Na欠乏型脱水症においても,喪失したNa量の程度により現れてくる症状が違ってくる.
- ✓ この図はNa欠乏型脱水症の重症度の判定に利用できると同時に,治療においてどの程度のNa量を補給すればよいかの指標になる.

B 欠乏量と必要量を推定する

4 水分欠乏型脱水症の症候と重症度

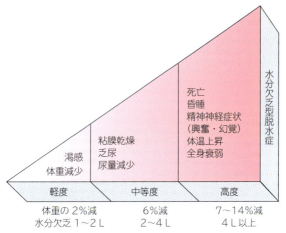

［北岡建樹：楽しくイラストで学ぶ水・電解質の知識, 南山堂, 東京, p.99, 1987 より引用］

Check Point

- 図は，水分欠乏型脱水症の症候と，喪失した体液量の程度とを関連させたものである．
- これより，水分欠乏型脱水症の重症度の判定に利用できると同時に，治療的にどの程度欠乏した体液成分を補給すればよいかの目安になる．

C 輸液を開始する

1 脱水の輸液治療方針

脱水症	目的	輸液剤
高張性脱水	高 Na 血症の是正 循環血漿量の是正	5% ブドウ糖液 (高 Na 血症の治療, Na 補正の原則 (D4, p.86, 87 参照)
等張性脱水	循環血漿量の是正	等張・やや低張液（生理食塩液, リンゲル液, 開始液）
低張性脱水	循環血漿量の是正 低 Na 血症の是正	等張液 (低 Na 血症の治療, Na 補正の原則 (D5, p.91, 92 参照)

Check Point

- ✓ 高張性脱水では, Na＜水分の喪失であり, 細胞外液とともに内液が著明に減少し高 Na 血症を呈しているため輸液として5%ブドウ糖液を選択する.
- ✓ 等張性脱水では, 細胞外液が減少しているため循環血漿量の是正のため等張性輸液を選択する.
- ✓ 低張性脱水では, 細胞内液が増加, 細胞外液が著明に減少するため循環血漿量の是正のため等張性輸液を選択する. 低 Na 血症の是正にもつながる.

C 輸液を開始する

2 脱水症の輸液療法

時間経過	治療目的	等張性	低張性	高張性
Ⅰ. 0〜3時間	循環血液量および細胞外液量の拡張	開始液		
Ⅱ. 3〜24時間	欠乏水分の一部矯正 残余欠乏 Na の矯正 酸塩基平衡の一部矯正 維持輸液	維持液		
			Na 付加	Na 含まず
Ⅲ. 2日 ①〜③の 組み合わせ	①残余欠乏水分と Na の矯正 ②K 補給の開始 ③維持輸液	①開始液 ②KCl ③維持輸液	①②維持液 ③維持輸液	①②維持液 ③維持液 （Na 含まず）

Check Point ★★

✓ 脱水症の輸液療法の時間的経過を示している.

✓ **脱水症は基本的に細胞外液の減少を生じる**ことから一般的に **3時間までは脱水症の種類に関係なく循環血液量および細胞外液量の補充**をはかる.

✓ **ショックがある場合は 250〜1,000 mL/時で開始する.**

✓ その後，病態に応じた是正を行い，それに適した輸液を選択する.

C 輸液を開始する

3 輸液量の計算

輸液量＝維持輸液量＋欠乏量×安全係数（＋予測排泄量）

維持輸液＝尿量＋不感蒸泄（900 mL）－代謝水（300 mL）

> 不感蒸泄（室温）：12～15 mL/kg/日
> 代謝水：4～5 mL/kg/日

安全係数：1/3 または 1/2（2～3 日かけて投与を考慮）

予測排泄量：非生理的喪失（消化液吸引，腸瘻からの排泄など）

Check Point

- 輸液量は，非生理的経路からの体外排泄がなければ，維持輸液量＋欠乏量×（安全係数）で求められる．
- 発汗，下痢，嘔吐，消化液の吸引，腸瘻からの排泄などの非生理的な喪失があればその量（予測排泄量）を加える必要がある．
- **安全係数は欠乏量を 2～3 日かけて投与することを考慮している．**

C 輸液を開始する
4 体重あたりの維持輸液量

- 乳児：100 mL/kg/日
- 幼児：80 mL/kg/日
- 学童：60 mL/kg/日
- 成人：40 mL/kg/日

Check Point

✓ 維持輸液量は生命を維持していくうえで最低限必要な水分・電解質を投与する輸液量で，体重 kg あたりで計算することもある．

C 輸液を開始する

5 電解質輸液の投与速度

輸液剤	投与速度	留意点
細胞外液補充液	通常 100〜200 mL/時	過剰・急速では Na 負荷となり心不全，脳浮腫，肺水腫に注意
開始液 （K 非含有）	通常 250〜500 mL/時 小児：50〜100 mL/時	
2 号液	通常 250〜500 mL/時 小児：50〜100 mL/時	過剰・急速では心不全，脳浮腫，肺水腫に注意 腎不全や乏尿患者の高 K 血症に注意
3 号液	通常 100 mL/時	
4 号液 （K 非含有）	許容 250〜500 mL/時	

［荻野　晃：投与速度のチェック．月刊薬事 53（臨増）：115–123，2011 を参考に作成］

Check Point

✓ Na 輸液：20〜40 mEq/時以下，K 輸液：10 mEq/時以下が安全である．

C 輸液を開始する
6 許容投与速度

電解質・輸液剤	許容輸液速度
輸液一般	500 mL/時
細胞外液剤	1,000 mL/時
Na^+	100 mEq/時
HCO_3^-	100 mEq/時
K^+	20 mEq/時
Ca^{2+}	20 mEq/時
Mg^{2+}	20 mEq/時
ブドウ糖	0.5 g/kg/時
フルクトース	0.2 g/kg/時
マルトース	0.2 g/kg/時
アミノ酸	0.2 g/kg/時
脂肪乳剤	0.1 g/kg/時

Check Point

- 輸液・電解質等の不適切な投与速度は，心不全や脳浮腫などを引き起こす可能性がある．
- 最大の投与速度を理解して患者の状態に応じて調整する必要がある．
- 脂肪乳剤の投与において最大投与速度を超えた投与では，血中脂質の上昇，静脈炎，発熱などが出現する．

D Naの異常

1 Na異常の原因

	病態	原因	細胞外液量
高Na血症 (Na≧145 mEq/L)	Naの過剰	食塩過剰摂取, 重炭酸Naの投与, 高張性食塩液投与, 原発性アルドステロン症, クッシング症候群	増加
	Na<水の喪失	発汗, 下痢, 熱傷, 浸透圧利尿 (高血糖, 高BUN, マンニトールなど), 利尿薬投与	減少
	水の喪失	不感蒸泄, 高熱, 代謝亢進, 尿崩症	不変
低Na血症 (Na≦135 mEq/L)	Na欠乏性	下痢, 嘔吐, 熱傷, 発汗過多, サードスペースへの移動 (腹膜炎, 急性膵炎など), 利尿薬投与, 間質性腎炎, アジソン病	減少
	希釈性水分過剰	SIADH, 副腎不全, ADH産生腫瘍, ADH過剰分泌 (中枢神経障害, 薬剤性など)	正常
	希釈性Na・水分過剰	慢性腎不全, 肝硬変, うっ血性心不全, ネフローゼ症候群	増加

SIADH：ADH不適合分泌症候群, ADH：抗利尿ホルモン

Check Point

- ✓ **Naの過剰による高Na血症**はまれで, 高張食塩液や重炭酸Naの過剰投与が**医原性**の原因となる.
- ✓ **低Na血症**では腎機能障害がある場合を除いて, 血漿浸透圧が低下しているにもかかわらずADHが持続的に分泌されるSIADH (ADH不適合分泌症候群) や循環血漿量の減少がある.
- ✓ また水分排泄障害から水分過剰となり, **希釈性**の低Na血症が生じる.

D Naの異常
2 Na異常の症状

	高Na血症（脳脱水）	低Na血症（脳浮腫）
軽症～中等症	無気力, 脱力, 不穏, 神経筋系被刺激性亢進	頭痛, 悪心, 嘔吐, 倦怠感, 筋痙攣, 傾眠, 見当識障害, 反応鈍麻
重症	精神症状の異常, 嗜眠, 痙攣, 昏睡	昏迷, 痙攣, 昏睡, 呼吸停止

Check Point

- 高Na血症の主な症状は脳細胞の脱水により生じ, 低Na血症の主な症状は脳細胞の浮腫により現れる.
- 高Na血症により細胞外液の浸透圧が上昇し脳細胞内から細胞外へ水が移行し脳脱水を生じる.
- 低Na血症ではその逆である. いずれの場合も血清Na濃度の値と上昇あるいは低下の速度によって重症度は決まる.
- 血清Na濃度の変化は, 大きくなくても変化が急速に進行した場合, 重症化する.

D Naの異常

3 鑑別 — ①尿中Naの評価

	有効循環血漿量減少	低Na血症	急性腎不全
腎外性	随時尿Na：15〜20 mEq/L以下	随時尿Na：15〜20 mEq/L以下	随時尿Na：15〜20 mEq/L以下 FENa[1]：1〜2%以下 腎不全指数[2]：1.0以下
腎性	随時尿Na：15〜20 mEq/L以上	随時尿Na：20 mEq/L以上	随時尿Na：20〜40 mEq/L以上 FENa：1〜2%以上 腎不全指数：2.0
SIADH		随時尿Na：15〜20 mEq/L以上	

[1] FENa（尿中Na排泄分画）＝（尿Na濃度×血清Cr濃度）/（血清Na濃度×尿Cr濃度）
[2] 腎不全指数＝尿Na濃度/尿Cr濃度/血清Cr濃度
有効循環血漿量正常：尿中Na排泄量/日(mEq)÷17＝1日食塩摂取量

Check Point

- ✓ 尿中電解質の正常値はない．
- ✓ 尿中Naの値は摂取食塩量や循環血漿量の増減の指標となる．
- ✓ Naの異常の原因を鑑別するうえで腎機能の働きを知る必要がある．
- ✓ そのためには尿中の電解質，浸透圧などから評価する必要がある．

D Na の異常

3 鑑別 — ②尿中浸透圧，細胞外液量の評価

▶浸透圧

尿濃縮力低下	700 mOsm/kg H_2O 以下	
多尿	尿量 3,000 mL/日以上，150 mOsm/kg H_2O 以下	水利尿（尿崩症，多飲）
	280 mOsm/kg H_2O 以上	溶質利尿（糖尿，尿素，Na による利尿） 尿(Na+K)×2＜尿浸透圧：尿糖 尿(Na+K)×2≒尿浸透圧：Na 利尿
高 Na 血症	1,000 mOsm/kg H_2O 以上	細胞外液減少，腎外性 腎性喪失：尿浸透圧は最高値まで上昇しない
急性腎不全	500 mOsm/kg H_2O 程度	腎前性
	350 mOsm/kg H_2O 程度	腎性

▶細胞外液量

細胞外液減少所見	細胞外液増加所見
皮膚緊張の低下 粘膜の乾燥 起立性低血圧 起立性頻脈 体重減少 低血圧 チアノーゼ 冷たく湿った四肢 ヘマトクリットの上昇 アルブミンの上昇	浮腫 頸静脈怒張 ラ音聴取 体重増加

Check Point

✓ Na の異常の鑑別においては細胞外液量の評価は重要で，**細胞外液量の変化によって治療方針が異なる**.

✓ 臨床症状および理学的所見にて減少か増加か判断する.

✓ これらの所見がみられない場合は正常と判断する.

D Naの異常

4 高Na血症 — ①鑑別

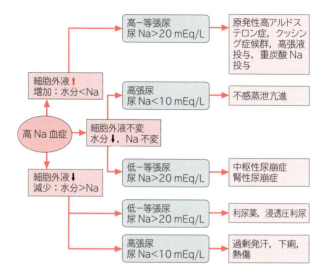

Check Point

- 高Na血症は，体内Na総量が増加（水分＜Naの増加），不変（水分喪失，Na量は不変）または減少（水分＞Naの喪失）している状態である．
- それに伴って細胞外液量も変化し，増加，不変，減少を示す．
- 水分の喪失が腎性か腎外性かによって尿中Na濃度も変化し腎性では尿中Na濃度＞20 mEq/Lを示し尿浸透圧も変化する．
- 水・電解質異常の鑑別ではインとアウト（尿中電解質）を確認する必要がある．
- 以上の流れに沿って高Na血症の鑑別を行う．

D Naの異常

4 高Na血症 — ②輸液を開始する

細胞外液量		
減少	不変	増加
〔初期〕 生理食塩液 or 　0.45%食塩液 〔外液是正後〕 0.45%食塩液 or 5%ブドウ糖液	5%ブドウ糖液	5%ブドウ糖液 ＋フロセミド

Check Point

- 高Na血症の治療においては，**細胞外液量に応じて輸液を選択する**．
- 細胞外液量の増加した高Na血症では，過剰なNaと水を除去するため，フロセミドと5%ブドウ糖を選択する．フロセミドのみでは，高Na血症が悪化する場合がある．

D Naの異常

4 高Na血症 — ③輸液治療方針

【水分欠乏量の推定】(細胞外液不変・減少)
水分欠乏量＝体内水分量×[(実測Na濃度−140 mEq/L)/140 mEq/L]

【輸液の選択】
「②輸液を開始する」(前頁)参照

【輸液量の決定】
時間あたりの輸液量
　＝(目標低下血清Na濃度/血清Na変化量)/輸液時間

＊1Lの輸液により変化する血清Naの予測値
　＝(輸液中のNa濃度−血清Na濃度)÷(体内水分量＋1)
＊NaおよびKを含む1Lの輸液により変化する血清Naの予測値
　＝{(輸液中のNa＋K濃度)−血清Na濃度}÷(体内水分量＋1)

【Na補正速度】
通常0.5 mEq/L/時で，10 mEq/L/日以下の補正
＊1〜2時間ごとにNa濃度をチェックし修正

→「方針例」(次頁)

Check Point

✓ 輸液量の決定では血清Na濃度と総水分量を用いて1Lの輸液投与による血清Naの変化から行う．
✓ 補正速度は通常0.5 mEq/L/時，10 mEq/L/日以下で行う．
✓ 急速な補正は脳浮腫を起こす危険性がある．

▶方針例

> 65歳，男性　体重50 kg　食欲不振，下痢で，血清Na濃度160 mEq/Lであった．初期24時間で150 mEq/Lを目標とした．

【水分欠乏量の推定】（細胞外液減少）

水分欠乏量＝50 kg×0.6×[(160 mEq/L－140 mEq/L)/140 mEq/L]≒4.3 L

【輸液の選択】

細胞外液減少なので0.45%食塩液

【輸液量の決定】

時間あたりの輸液量＝(160 mEq/L－150 mEq/L)/2.7 mEq/L/24時≒150 mL/時

(0.45%食塩液3.6 L)

＊1 Lの0.45%食塩液により変化する血清Naの予測値
＝(77 mEq/L－160 mEq/L)÷(30＋1)≒－2.7 mEq

＊輸液量＝維持輸液量＋欠乏量×(1/3 or 1/2)
＝0.04 L×50 kg＋4.3 L×1/3＝3.4 L

【Na補正速度】

通常0.5 mEq/L/時で，10 mEq/L/日以下の補正
＊1～2時間ごとにNa濃度をチェックし修正

D Naの異常
5 低Na血症 — ①鑑別

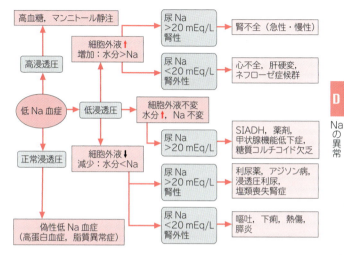

Check Point

- 低Na血症は血漿浸透圧の相違により高浸透圧，正常浸透圧，低浸透圧の3つに分けられる．
- 低浸透圧性の低Na血症がほとんどであるが，低Na血症の鑑別では血漿浸透圧の変化を確認する必要がある．
- さらに尿中Na濃度の違いから腎性，腎外性を判断する．

D Naの異常

5 低Na血症 — ②血漿浸透圧が異常となる病態

血漿浸透圧上昇	血漿浸透圧低下
糖尿病, 中枢性尿崩症, 腎性尿崩症, 口渇中枢障害, 発汗, 発熱, 急性脱水症, 意識障害, 浸透圧利尿薬, アルコール中毒, 高張食塩液投与, 高尿素窒素血症, 本態性高Na血症 など	SIADH, 心因性多飲症, 嘔吐, 下痢, 副腎皮質機能低下, 利尿薬, うっ血性心不全, 肝硬変, ネフローゼ症候群 など

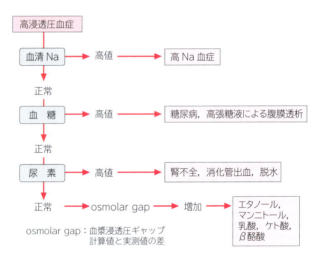

osmolar gap：血漿浸透圧ギャップ
　　　　　　　計算値と実測値の差

Check Point

- ✓ 血清Na濃度と関係なく血漿浸透圧が変化する場合があり, **Naの異常を鑑別するうえで血漿浸透圧の変化の原因を判断する**必要がある.
- ✓ 血漿浸透圧ギャップに影響する物質としてはマンニトール, グリセロールなどNa濃度に影響するものや浸透圧物質でないアルコール類がある. 蛋白質, 脂質も血漿浸透圧ギャップを生じる.

D Naの異常

5 低Na血症 — ③輸液を開始する

		細胞外液量		
		減少	不変	増加
急性		3.0%食塩液	3.0%食塩液+フロセミド	3.0%食塩液+フロセミド
慢性	重症	3.0%食塩液	3.0%食塩液+フロセミド	3.0%食塩液+フロセミド
	軽症	生理食塩液	水分制限+フロセミド	塩分・水分制限+フロセミド

Check Point

- ✓ 低Na血症では欠乏したNaの補給，水分の排泄促進，水分摂取の制限による治療を行う．
- ✓ 細胞外液量の変化，急性か慢性かおよび重症度によって適した輸液を選択する．症状を伴うような急性低Na血症では高張食塩液による急速なNa補正を行う．
- ✓ 細胞外液量が正常あるいは増加している場合にはフロセミドを併用して輸液による細胞外液量の増大を防ぐ．

D Naの異常

5 低Na血症 — ④輸液治療方針

【Na欠乏量の推定】
 Na欠乏量＝体内水分量×(140−実測Na濃度)

【輸液の選択】
 「③輸液を開始する」(前頁)参照

【輸液量の決定】
 輸液量＝Na欠乏量/輸液中のNa濃度

【Na補正】 1～2 mEq/L/時,**【投与速度】** 1～2 mL/kg体重/時
- 補正開始3～4時間は1～2 mEq/L/時の改善
- 補正開始24時間以内は8 mEq/L/時以内で20 mEq/L/日以下
- 通常：0.5 mEq/L/時の改善
*1～2時間ごとにNa濃度をチェックし修正

→「方針例」(次頁)

Check Point

- ✓ 輸液量はNa欠乏量と輸液中のNa濃度から推定する．
- ✓ 急性(**発症48時間以内**)では急速な補正が必要で，この時期では**浸透圧性脱髄症候群は起こりにくい**．
- ✓ しかし，急性でない場合(**発症48時間以後**)Na補正速度に注意し**急速な補正は細胞内脱水を起こし浸透圧性脱髄症候群につながる**．

▶方針例

> 65歳，男性　体重50 kg　食欲不振，下痢で，血清Na濃度120 mEq/Lであった．初期24時間は0.5 mEq/L/時で補正する．

【Na欠乏量の推定】

0.5 mEq/L×24時間＝12 mEq/L・・・・・132 mEq/Lを目指すことになる

Na欠乏量＝50 kg×0.6×（132 mEq/L－120 mEq/L）
　　　　＝360 mEq

【輸液の選択】

生理食塩液

【輸液量の決定】

輸液量＝360 mEq/154 mEq≒2.3 L/24時間≒96 mL/時

【Na補正】1～2 mEq/L/時，【投与速度】1～2 mL/kg体重/時

- 補正開始3～4時間は1～2 mEq/L/時の改善
- 補正開始24時間以内は8 mEq/L/時以内で20 mEq/L/日以下
- 通常：0.5 mEq/L/時の改善
- ＊1～2時間ごとにNa濃度をチェックし修正

D

Naの異常

E Kの異常

1 K異常の原因と症状 — ①高K血症

	病態	原因
高K血症 (7.0≧K≧ 5.5 mEq/L) 心停止の危険 性あり	偽性	試験管内での溶血,白血球増多(>5万/μL),血小板増加(>75万/μL)
	Kの過剰	保存血輸血,医原性(輸液,薬剤),K含有食事の過剰摂取
	腎臓からの排泄低下	GFR≦20 mL/分,急性・慢性腎不全,尿細管のK分泌障害(間質性腎炎,全身性エリテマトーデス),低アルドステロン症(アジソン病,糖尿病性腎症;低レニン・低アルドステロン),偽性低アルドステロン症,薬剤(スピロノラクトン,ACE阻害薬,ARB,シクロスポリン,ヘパリンなど)
	細胞内から細胞外への移行	高張ブドウ糖液投与による高浸透圧,代謝性アシドーシス,相対的インスリン欠乏,横紋筋融解症・溶血・化学療法後などの細胞破壊,周期性四肢麻痺,薬剤(β遮断薬,ジゴキシン,静注用アミノ酸製剤,サクシニルコリンなど)

GFR:糸球体濾過量,ACE:アンジオテンシン変換酵素,ARB:アンジオテンシンⅡ受容体拮抗薬

Check Point

- 高K血症ではまず偽性高K血症(血清K濃度は正常で採血でのK濃度が高値を示す)を除外し,Kの過剰,腎臓からの排泄低下,細胞外への移行の病態鑑別を行う.
- Kの過剰摂取で高K血症を生じることは少なく,腎臓からの排泄低下が合併している場合が多い.
- 保存血のK濃度は10〜40 mEq/Lで,放射線照射後は細胞膜が弱くなりK濃度が高くなるため,大量輸血では高K血症を生じる.
- 細胞の破壊は,細胞内から細胞外へKの移動が起こる.
- 代謝性アシドーシスでは,K^+とH^+の交換によって細胞内から細胞外へKの移動が起こる.

E Kの異常

1 K異常の原因と症状 —②低K血症

	病態	原因
低K血症 (K≦3.5 mEq/L) K≦3.0 mEq/L で緊急治療対象	偽性	著しい白血球増多（試験管内で）
	K摂取の減少	飢餓状態，神経性食思不振症
	腎外性のK喪失 尿中K<10 mEq/L	下痢，アルコール多飲，アルカローシス
	腎臓からのK排泄増加 尿中K<10 mEq/L	アルドステロン症，クッシング症候群，薬剤（利尿薬，アミノグリコシド，鉱質コルチコイドなど），慢性腎盂腎炎，内分泌疾患 Mg欠乏合併：尿細管障害（バーター症候群，ギテルマン症候群，尿細管アシドーシス），尿細管疾患
	細胞外液から細胞内液への移行	アルカローシス，インスリン過剰，β_2刺激薬投与

Check Point

- 高度の低K血症は致死的な不整脈などの原因となる．
- まず偽性低K血症を除外する．
- K摂取低下のみでK欠乏状態になることは多くない．
- 腎性のK喪失は，アルドステロン症，利尿薬投与などにより生じることが多い．
- 低K血症ではMg欠乏を合併することが多いので注意する必要がある．

E Kの異常

1 K異常の原因と症状 — ③症状

高K血症 (7.0≧K≧5.5 mEq/L)	低K血症 (K≦3.5 mEq/L)
不整脈，心電図異常 消化器症状（悪心，嘔吐） 神経筋症状（顔面の舌筋の刺激過敏性，四肢・骨格筋のこわばり，四肢知覚異常，筋脱力感など）	〔K≦3.0 mEq/L〕 筋力低下，倦怠感，筋肉痛 〔K≦2.0 mEq/L〕 横紋筋融解症，ミオグロビン尿，呼吸筋低下

Check Point

- 高度の高K血症は，重篤な不整脈を引き起こし致死的となる．
- 急性増悪の高K血症，アシドーシスを合併している場合は，比較的低値でも心電図異常，不整脈を呈する．
- 3 mEq/L以上の低K血症では無症状のことが多く，3 mEq/L以下で症状がみられる．

E Kの異常
1 K異常の原因と症状 — ④低K血症の鑑別(1)

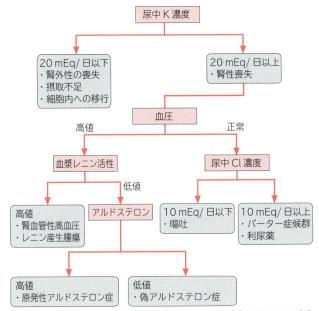

[竹村浩幸ほか：脱水を伴った低K血症. Medicina **37**(6)：899, 2000 より引用]

E Kの異常

1 K異常の原因と症状 — ⑤低K血症の鑑別(2)

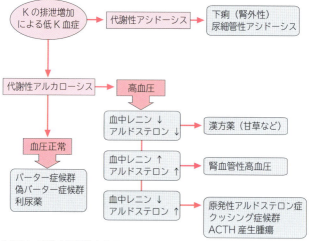

ACTH：副腎皮質刺激ホルモン

E Kの異常

1 K異常の原因と症状 — ⑥RAA系

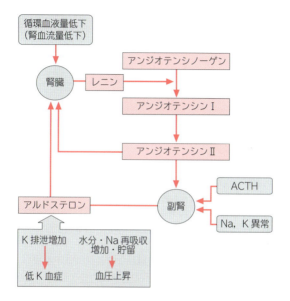

Check Point

- Na，Kの調節は，レニン-アンジオテンシン-アルドステロン（RAA）系が重要な役割を果たしている．
- 血漿Naの低下や腎血流量の低下などによりレニンが分泌され，アルドステロンの分泌を促進し，K^+と交換にNa^+を体内に貯留させ水も貯留させる．
- 血清K値の増加，ACTHの分泌などもアルドステロンの分泌を促進する．

E Kの異常

2 尿中Kの評価

	腎外性	腎性
低K血症	尿中K排泄量＜10 mEq/日 随時尿＜20 mEq/L K/Cr（クレアチニン）比1〜1.5	随時尿＞20 mEq/L
高K血症	尿中K濃度＞20 mEq/L	尿中K濃度＜20 mEq/L （尿中排泄低下）

尿Na/K比は鉱質コルチコイド作用の指標である．
　尿Na/K比低下：RAA系賦活（Na再吸収亢進，K分泌亢進）

Check Point

- ✓ 腎臓は，Kバランス調節に最も大きな役割を果たしており，腎臓からのK排泄によって病態を把握する．
- ✓ 尿中K濃度＞20 mEq/Lでは腎臓からのK排泄は保たれている．一方，尿中K濃度＜20 mEq/Lでは腎臓からのK排泄が抑制あるいは不十分である．
- ✓ 尿中Na/K比の上昇は，腎臓からのK排泄低下を表し，尿中Na/K比の低下は，腎臓からのK排泄亢進を表す．

E Kの異常

3 輸液を開始する —①K欠乏症の推定

K≧3 mEq/L・・・・1 mEq/L 低下につき 100〜200 mEq 欠乏
K<3 mEq/L・・・・1 mEq/L 低下につき 200〜400 mEq 欠乏

血液 pH		7.2	7.3	7.4	7.5	7.6	K欠乏目安（mEq）
血清K濃度		5.0	4.5	4.0	3.5	3.0	0
		4.5	4.0	3.5	3.0	2.5	100
		4.0	3.5	3.0	2.5	2.0	200
		3.5	3.0	2.5	2.0	1.5	400

Check Point

- ✓ 体内のKは，約50 mEq/kg でそのほとんどが細胞内に存在する．
- ✓ したがって**血清K濃度から欠乏量を推定できない**ため，経験的に欠乏量の目安が示されている．
- ✓ Kは，**血液pHの変動で細胞内外の移動**が起こるため，血液pHと血清K濃度から体内のK欠乏量を推定する．

E Kの異常

3 輸液を開始する ― ②経静脈的 K 投与の原則

濃　度	40 mEq/L 以下
速　度	20 mEq/時以下
投与量	100 mEq/日以下
尿　量	0.5 mL/kg/時以上確保

Check Point

✓ 急速，大量の K 補給は高 K 血症を起こす可能性があるため許容以上では行わないようにし，**経時的に K 濃度をチェックしながら行う**．また，心電図モニター下で K 補給を行うことも必要である．

E Kの異常
3 輸液を開始する ― ③高K血症の治療

目的	治療法	用法・用量
不整脈予防	グルコン酸Ca	10%溶液10 mLを緩徐に静注，無効時（5〜10分後）再投与
細胞内への移動促進	インスリン＋ブドウ糖 高血糖時：インスリン	インスリンR＋10%ブドウ糖500 mL 繰り返し可
	重炭酸Na	10%ブドウ糖500 mL＋メイロン80 mL
体外への排泄促進	利尿薬（フロセミド）	フロセミド40〜160 mg 静注
	陽イオン交換樹脂	カリメート，ケイキサレート経口（10〜30 g）注腸（50 g微温湯に溶解）

Check Point

- 臨床症状，高K血症の進行程度，腎機能の程度などによって治療を判断する．
- 心電図変化など症状がある場合，血清K＞6.0 mEq/Lではただちに治療する．
- **Ca投与による不整脈予防**はK濃度に影響するわけではなく，心筋が興奮する閾値電位を上昇させることで心毒性を軽減する．
- 他はK濃度の低下を目的としている．

E Kの異常

3 輸液を開始する — ④低K血症の治療

軽度・中等度	経口的K補充	【第一選択】 KCl
高度 (<2.5 mEq/L)	経静脈的K補充	【遠位尿細管性アシドーシスに適切】 グルコン酸K，クエン酸K，重炭酸K

グルコン酸，クエン酸は重炭酸へ代謝される

Check Point

- 低K血症の治療はKの喪失を防ぎ，Kを補充することによって呼吸筋力の低下，横紋筋融解，致死的な不整脈などを回避し，原因疾患の改善が原則である．
- グルコン酸，クエン酸は重炭酸へ代謝され，K利尿が起こりやすくなる．

F Caの異常

1 Ca異常の原因と症状 — ①症状

Caの機能
- 骨・歯の形成
- 血液凝固
- 神経筋の被刺激性
- 筋収縮性
- 心筋伝導

低Ca血症 （Ca<9.0 mg/dL）	高Ca血症 （Ca≧11.0 mg/dL）
・7〜8 mg/dL 　潜在性テタニー ・≦7 mg/dL 　四肢硬直性攣縮，テタニー，全身痙攣，しびれ感，筋のこわばり	食欲不振，悪心，便秘，多飲，多尿，うつ状態，傾眠・昏迷 〔高度〕脱水，腎不全，錯乱，昏睡

Check Point

- ✓ 低Ca血症の主な症状は，神経・筋症状であり，高Ca血症の症状は，食欲不振，悪心などの消化器症状，水代謝異常，うつ状態などの精神神経症状が特徴的である．
- ✓ 精神疾患，神経・筋疾患では血清Ca濃度の測定が必要である．
- ✓ 血清Caが13〜14 mg/dLを超え，しかも急速に上昇すると症状がみられる．
- ✓ 高Ca血症を高度のまま放置すると，脱水，腎不全，錯乱，昏睡へと至る．

F　Caの異常

1 Ca異常の原因と症状 — ②原因

	病態	原因
低Ca血症 (Ca<9.0 mg/dL)	PTH欠乏・作用低下	副甲状腺機能低下症，偽性副甲状腺機能低下症，慢性腎不全
	ビタミンDの欠乏・作用低下	低栄養，日光曝露不足，くる病，吸収不良症候群
	骨への異常Ca沈着	長期の副甲状腺機能亢進症後の副甲状腺全摘出
	偽性低Ca血症	家族性高コレステロール血症，骨髄腫
高Ca血症 (Ca≧11.0 mg/dL)	PTH増加	原発性・続発性副甲状腺機能亢進症，PTH関連蛋白産生腫瘍
	ビタミンD増加	薬剤（ビタミンD製剤），ビタミンD過剰状態（結核，サルコイドーシスなどによる）
	骨融解	固形悪性腫瘍の骨転移，多発性骨髄腫
	腎再吸収増加	サイアザイド系利尿薬，ビタミンA・D製剤

PTH：副甲状腺ホルモン

Check Point

✓ Caは主として骨と体液に存在する．

✓ Caバランスは副甲状腺ホルモン（PTH），カルシトニン，ビタミンDによって調節されている．

✓ PTHは骨で骨吸収，腎臓においてCaの再吸収亢進，Pの再吸収抑制，腸管において活性型ビタミンDとともにCa・Pの吸収を促進し血清Ca濃度を上昇させる．

✓ したがってCaの異常は，PTHあるいはビタミンDの働きの変化が中心となる．

F Ca の異常

2 輸液を開始する ― ①血清 Ca 値の補正

【Payne の式】

補正値（mg/dL）
　＝実測 Ca 値＋4－血清アルブミン値
　　（mg/dL）　　　　　　　（g/dL）

Check Point

✓ 通常, 血清 Ca は 40% がアルブミンを主とした蛋白質と結合
し 50% は Ca^{2+} として存在している. そのため低アルブミン
血症が存在する場合には総 Ca 濃度を補正して Ca^{2+} 濃度を推
定する必要がある. この際正常のアルブミン濃度を 4 g/dL と
仮定している.

F Caの異常

2 輸液を開始する — ②血清Ca異常の治療

	基本方針
低Ca血症	経口的・経静脈的Ca製剤の投与 【副甲状腺機能低下など慢性状態】活性型ビタミンD投与
高Ca血症	①生理食塩液2〜3L/日程度にて脱水補正（尿量2L/日程度確保） ②脱水是正後フロセミド併用 ③ビスホスホネート製剤（パミドロネート，アレンドロネート，ゾレドロネート）投与 ［急ぐ場合］カルシトニン製剤開始2〜3日併用

Check Point

- 低Ca血症によるテタニーあるいは痙攣発作に対する緊急時治療として，経静脈的なCa製剤の投与をする．
- 高Ca血症では輸液により脱水を補正し，十分な尿量を確保し，尿中Ca排泄を促進する．

G Pの異常

1 P異常の原因と症状 — ①症状

Pの機能
- 骨と歯の形成
- 酸塩基平衡
- 核酸の成分

低P血症 (P≦2.5 mg/dL)		高P血症 (P≧5.0 mg/dL) 低Ca血症関連症状	
1.0〜2.5 mg/dL	長期持続で骨の石灰化障害（くる病、骨軟化症）	6 mg/dL程度	テタニー
≦1.0 mg/dL	溶血性貧血、白血球・血小板機能異常、中枢神経症状（不穏、痙攣など）筋力低下、横紋筋融解、心機能障害 横隔膜筋力低下による呼吸障害 腸管筋力低下によるイレウス	7〜8 mg/dL	心臓刺激伝導系異常 異所性石灰化

Check Point

- ✓ Pは、Caとともに骨や歯の形成において重要であり、そのほか、細胞のエネルギー代謝、DNA合成、細胞の形態維持など重要な働きにも関わっている。
- ✓ 軽度の低P血症は、短期間であれば臨床的には問題とならない。高度の低P血症では、ATPやクレアチンリン酸の産生が低下し、エネルギーが枯渇して細胞内の機能不全が生じる。
- ✓ 高P血症での臨床症状は乏しく、高P血症に伴う低Ca血症に関連した症状を呈する。
- ✓ 血清P濃度が7〜8 mg/dLになると、心臓刺激伝導系の異常をきたす可能性があるため緊急治療が必要である。

G Pの異常

1 P異常の原因と症状 — ②原因

	病態	原因
低P血症 (P≦2.5 mg/dL)	P摂取不足, 吸収障害	食物摂取減少, 吸収不良症候群, P結合性制酸薬など
	PTH作用増強 (P排泄亢進)	食事性蛋白摂取不足, PTH関連蛋白産生腫瘍, 副甲状腺機能亢進症など
	細胞内や骨への移行	呼吸性アルカローシス, グルコース・インスリン療法, 白血病増悪期, 低栄養, 熱傷など
	ビタミンD作用低下	ビタミンD欠乏症, ビタミンD抵抗性くる病など
高P血症 (P≧5.0 mg/dL)	PTH作用不足	副甲状腺機能低下症, 偽性副甲状腺機能低下症など
	腎排泄低下	低Ca血症を伴う腎不全など
	医原性	薬剤(ビタミンD製剤投与, P製剤投与)
	細胞内からの移行	アシドーシス, 溶血性貧血など
	Pの供給過剰	細胞破壊(横紋筋融解症など), P製剤, ビタミンD中毒

Check Point

- ✓ 低P血症の発症機序は, Pの摂取不足や吸収障害, 尿中へのP排泄の亢進, 細胞内や骨へのPの移行からなる.
- ✓ 高P血症の発症機序は, Pの摂取過剰や吸収亢進, 尿中へのP排泄の低下, 細胞内や骨からのPの移行からなる.
- ✓ 腎機能が正常な場合, Pの過剰摂取のみで高P血症を生じることはない.
- ✓ PTHは, 血中P濃度調節に最も重要な働きをしている. PTHは, 骨において骨吸収を促進して骨からCaおよびPを血中に動員する. 一方, 腎臓ではPの再吸収を抑制する.
- ✓ ビタミンDは, 腸管でCa, Pの吸収を促進するとともにPTHの産生を抑制する.

G Pの異常

2 輸液を開始する — 血清P異常の治療

	低P血症 (P≦2.5 mg/dL)	高P血症 (P≧5.0 mg/dL)
軽度・中等度	原疾患の治療，P吸着薬の中止，高P食（肉類，卵黄など）	原疾患の治療，P制限食，P吸着薬（沈降炭酸Ca）
高度	「上記に併用して」 P製剤の投与 【経口的】 中性P製剤 【経静脈的】腎機能正常・血清Ca濃度正常 リン酸Naの補正液	「上記に併用して」 【腎機能正常】 生理食塩液1〜2 L/日による脱水補正，利尿薬（アセタゾラミドなど） 【腎不全】 透析（血液透析，腹膜透析） P吸着薬（セベラマー）

Check Point

- 軽度〜中等度の低P血症では，ただちに臓器障害をみることはないため原疾患の治療を行う．
- 高度の低P血症ではPの補給を行う．Pの補給は経口でも低Ca血症を起こすことがあるので注意が必要である．
- 低P血症の治療では，経口投与を原則とする．経静脈的投与では低Ca血症や腎臓・肺への沈着が起こり，腎不全，呼吸不全などをきたすことがある．
- 経口投与不可で腎機能，血清Caが正常な場合に経静脈投与を行う．
- 急速かつ高度な高P血症では，腎機能が正常であれば補液や利尿薬でPの排泄をはかる．

H Mgの異常

1 Mg異常の原因と症状 — ①症状

Mgの機能
- 骨と歯の形成
- 神経伝導
- 筋収縮
- 酸素の活性化

低Mg血症 (Mg<1.5 mg/dL)	高Mg血症 (Mg≧3.0 mg/dL) 4.8 mg/dLで症状出現
消化器症状（食欲不振，悪心，嘔吐，便秘など） 中枢神経障害（意識障害，錯乱，幻覚など） 神経筋症状（筋力低下，テタニー，深部腱反射亢進など） 循環器症状（頻拍，高血圧，不整脈など）	神経筋症状（筋力低下，呼吸不全，深部腱反射低下など） 循環器症状（徐脈，低血圧，完全房室ブロック，心停止など）

Check Point

- ✓ 腎機能低下，電解質異常，低栄養状態，不整脈がある場合は血清Mg濃度を確認する必要がある．
- ✓ 低Mg血症では，低K血症，低Ca血症などをきたすことが多い．

H Mgの異常

1 Mg異常の原因と症状 — ②原因

	病態	原因
低Mg血症 (Mg<1.5 mg/dL)	Mg摂取減少	Mg欠乏の長期間TPN, 栄養不良, 飢餓, 偏食
	尿中への排泄増加 (尿中Mg≧10 mg/dL)	薬剤（利尿薬）, 多尿, 高Ca血症（副甲状腺機能亢進症）, バーター症候群, ギテルマン症候群, 糖尿病
	尿細管障害	薬剤（アミノグリコシド系抗菌薬, アムホテリシンB, シスプラチン, シクロスポリン, ペンタミジン）
	消化管より喪失	小腸切除, 吸収不良症候群, 長期間の下痢, 慢性下痢
	その他	慢性アルコール中毒, 急性膵炎, 特発性低Mg血症
高Mg血症 (Mg≧3.0 mg/dL) 4.8 mg/dLで症状出現	Mg摂取増加	薬剤（Mg含有制酸薬, 緩下薬, Mg含有注射薬など）
	腎排泄低下	腎不全
	尿細管再吸収亢進	甲状腺機能低下症, アジソン病
	腸管吸収亢進	ビタミンD, リチウム

Check Point

- ✓ Mgの調節は, 腸からの吸収と腎臓からの排泄によって行われている.
- ✓ 摂取量に応じて小腸からの吸収を変化させている.

H Mg の異常

2 輸液を開始する ― 血清 Mg 異常の治療

	基本方針
低 Mg 血症 (Mg<1.5 mg/dL)	経口的・経静脈的 Mg 製剤の投与
高 Mg 血症 (Mg≧3.0 mg/dL)	Mg 製剤の中止 Ca 製剤*（グルコン酸 Ca 10～20 mL，アスパラギン酸 Ca 20 mL） [腎機能正常時] 生理食塩液＋フロセミド

*Mg の作用に拮抗

Check Point

✓ 軽度の低 Mg 血症に対しては，経口的な Mg の投与を行う．

✓ 痙攣，不整脈などを伴う高度な低 Mg 血症では，Mg 製剤の静脈内投与を行う．

✓ 腎不全時には，血清 Mg 濃度をチェックしながら行う．

✓ 低血圧や房室ブロックなどが出現している高度の高 Mg 血症では，Ca 製剤を静注し Mg の作用を抑制する．

✓ 腎機能が正常であれば，生理食塩液とループ利尿薬を併用し Mg の尿中排泄を促進させる．

5

輸液療法の基礎知識2
～酸塩基平衡異常とその補正

　　体液の酸塩基平衡は体液の pH の維持である．酸塩基平衡は主に腎臓と肺によって密接な関係をもって精密な調節がなされている．生体の pH が正常に維持されていなければ生命維持も危ぶまれる．

　　酸塩基平衡異常には電解質異常も伴うため酸塩基平衡異常を分析することで体液異常の病態を知ることができる．

A 酸塩基平衡の基礎知識
1 重炭酸緩衝系の調節

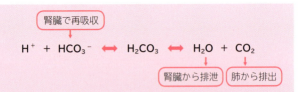

肺が正常であれば HCO_3^- が供給される限り反応は左から右へ進み，H^+ は処理される

Check Point

- ✓ 血液の pH は 7.35〜7.45（7.4）の範囲に維持されている．
- ✓ 通常は外部から酸や塩基が負荷されることはない．
- ✓ しかし，食事摂取により炭水化物の代謝による炭酸ガス（CO_2）や蛋白質の代謝による硫酸やリン酸など常に酸が負荷される状態にあり，このままでは酸性に傾いていく．
- ✓ そのため **pH を維持する機構の 1 つとして重炭酸緩衝系（血液中の緩衝系）** が働いている．
- ✓ 酸である H^+ と腎臓で産生された HCO_3^- が反応し H_2CO_3 が生じる．H_2CO_3 は H_2O と CO_2 に分解される．

A 酸塩基平衡の基礎知識

2 肺（呼吸）による調節

$$H^+ + HCO_3^- \rightarrow H_2O + CO_2$$

肺から排出

①H^+ が増加すると呼吸中枢が刺激される
②換気が促進される
③CO_2 の排出が増加する
④H^+ が処理されて減少する

Check Point ★★

✓ pH の維持機構は肺にもあり，緩衝系で生じた CO_2 は肺に送られ排泄される．

A 酸塩基平衡の基礎知識

3 近位尿細管における重炭酸イオンの再吸収

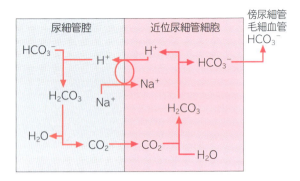

Check Point

- 腎臓の近位尿細管では，糸球体で濾過された血中の重炭酸イオン（HCO_3^-）は管腔内に分泌されるH^+と反応しH_2CO_3を生成する．H_2CO_3はH_2OとCO_2となり，CO_2は細胞内に移動し再びH_2CO_3となったあとH^+とHCO_3^-になり，HCO_3^-は血中に戻る．これにより酸を排泄している．
- 一方，遠位尿細管では分泌されたH^+がリン酸やNH_3と結合し，H^+の排泄を促進している．

B 酸塩基平衡異常の原因と症状

1 酸塩基平衡異常の診断

▶ Henderson-Hasselbalch の式

$$pH = 6.1 + \log \frac{[HCO_3^-]}{0.03 \times PCO_2} \quad \begin{matrix} \leftarrow \text{代謝性因子（主として腎臓）} \\ \leftarrow \text{呼吸性因子（肺）} \end{matrix}$$

$$pH \propto \frac{[HCO_3^-]}{PCO_2}$$

$[HCO_3^-]$ ↓　pH ↓	代謝性アシドーシス	
PCO_2 ↑	呼吸性アシドーシス	
$[HCO_3^-]$ ↑　pH ↑	代謝性アルカローシス	
PCO_2 ↓	呼吸性アルカローシス	

PCO_2：動脈血 CO_2 分圧

Check Point

- ✓ Henderson-Hasselbalch の式は，体内の緩衝系の働きを表している．
- ✓ 酸が腎臓から排泄されず体内に蓄積すると HCO_3^- を消費するため HCO_3^- を代謝性因子，PCO_2 は肺での換気の程度を反映するため呼吸性因子と呼ぶ．
- ✓ pH は **HCO_3^- が上昇する**と上昇し（**代謝性アルカローシス**），**低下する**と低下（**代謝性アシドーシス**）する．そして，**PCO_2 が増加する**と pH は低下し（**呼吸性アシドーシス**），**PCO_2 が低下する**と上昇（**呼吸性アルカローシス**）する．

B 酸塩基平衡異常の原因と症状

2 酸塩基平衡異常の症状

代謝性アシドーシス	Kussmaul 大呼吸，見当識障害，傾眠，昏睡，食欲不振，悪心，嘔吐など
代謝性アルカローシス	意識障害，低血圧，不整脈，低換気など
呼吸性アシドーシス	不安，呼吸困難，乳頭浮腫，頭痛，意識障害，高血圧，頻脈，心不全，不整脈など
呼吸性アルカローシス	めまい，しびれ，テタニー，失神，痙攣，不整脈など

Check Point

- ✓ 代謝性アシドーシスは，ケトン体や酸の蓄積，酸の産生増加，重炭酸の過剰喪失などにより生じ，Kussmaul 大呼吸や見当識障害などが認められる．
- ✓ 代謝性アルカローシスは，過剰のアルカリ化薬の投与や酸の喪失などで生じ，特徴的な症状がみられないことが多く，体液量減少や低 K 血症に基づく症状がみられることがある．
- ✓ 呼吸性アシドーシスは，呼吸中枢障害，呼吸筋障害，肺でのガス交換障害などにより生じ，急性症状としては不安，呼吸困難などを示し，高度になると昏睡状態となる．
- ✓ 呼吸性アルカローシスは，過換気症候群などで CO_2 の排泄が亢進している状態で，手指のしびれ，呼吸困難などが出現する．不安が助長されるとさらに過換気が増悪する．

B 酸塩基平衡異常の原因と症状
3 肺と腎臓の代償作用

	腎機能正常	腎機能低下
肺機能正常	pH, PCO_2, HCO_3^- 正常	肺での呼吸性代償作用
肺機能低下	腎での代謝性代償作用	代償できないため人為的対応

Check Point

- ✓ 体液の pH が変化する異常が生じると，正常化するために，腎臓または肺において代償機能が働く．
- ✓ 腎臓および肺機能が正常であれば pH は正常に保たれる．
- ✓ 腎機能のみが低下した場合，肺において代償機能が働き，肺機能のみが低下した場合，腎臓において代償機能が働く．
- ✓ 腎臓および肺ともに障害している場合は，代償することができないため人為的対応が必要となる．

B 酸塩基平衡異常の原因と症状

4 代償性変化の程度と限界

一次性病態	一次性変化	代償性変化（代償機構）	変化の程度	限界
代謝性アシドーシス pH↓	HCO$_3^-$↓	PCO$_2$↓（過換気）	$\triangle$PCO$_2$= 1.2×$\triangle$HCO$_3^-$	PCO$_2$= 15 mmHg
代謝性アルカローシス pH↑	HCO$_3^-$↑	PCO$_2$↑（低換気）	$\triangle$PCO$_2$= 0.7×$\triangle$HCO$_3^-$	PCO$_2$= 60 mmHg
呼吸性アシドーシス pH↓	PCO$_2$↑	HCO$_3^-$↑（腎臓での酸排泄, HCO$_3^-$再吸収亢進）	＜急性期＞ $\triangle$HCO$_3^-$= 0.07×$\triangle$PCO$_2$	HCO$_3^-$= 30 mmol/L
			＜慢性期＞ $\triangle$HCO$_3^-$= 0.4×$\triangle$PCO$_2$	HCO$_3^-$= 40 mmol/L
呼吸性アルカローシス pH↑	PCO$_2$↓	HCO$_3^-$↓（腎臓での酸排泄抑制, HCO$_3^-$再吸収抑制）	＜急性期＞ $\triangle$HCO$_3^-$= 0.2×$\triangle$PCO$_2$	HCO$_3^-$= 18 mmol/L
			＜慢性期＞ $\triangle$HCO$_3^-$= 0.5×$\triangle$PCO$_2$	HCO$_3^-$= 13 mmol/L

Check Point

✓ 酸塩基平衡異常では PCO$_2$，HCO$_3^-$ の値から代償性か呼吸性か判断するが，単一の酸塩基平衡異常であることは少なく混合型であることが多い．

✓ 代償の変化の程度を計算することで酸塩基平衡異常を判定できる．

✓ 変化の程度が大幅に異なれば混合型である．

C 酸塩基平衡異常の鑑別

1 Step で鑑別する

Step1：pH から acidemia，alkalemia の判定を行う

Step2：PCO_2，HCO_3^- および pH から代謝性か呼吸性か判定する

Step3：anion gap（AG）を計算し，代謝性アシドーシスの評価を行う
12 以上であれば補正 HCO_3^- を計算する
26 mEq/L 以上であれば代謝性アルカローシスが合併している
補正 HCO_3^- ＝実際の HCO_3^- ＋⊿AG

Step4：代償性変化が予測範囲にあるか判定する
予測範囲からはずれていれば他の酸塩基平衡異常も併存している

Step5：以上の Step の結果，現病歴，身体所見，検査所見を総合して判定する

［花房規男ほか：血液ガスの測定と臨床的意義. Medicina **34**（5）：838–841, 1997 を参考に作成］

Check Point

✓ 酸塩基平衡異常の鑑別は，Step1～5 の流れに沿って行うことで評価できる.

C 酸塩基平衡異常の鑑別

2 anion gap (AG)

$$AG = (Na^+ + K^+) - (Cl^- + HCO_3^-)$$

$$\underline{AG = Na^+ - (Cl^- + HCO_3^-)}$$
（正常値：12±4 mEq/L）

	AG 12	← 通常測定されないイオン
Na⁺ 140	HCO₃⁻ 24	AG 増加：不揮発酸の増加
	Cl⁻ 104	AG 正常：酸の排出低下 あるいは HCO₃⁻ の喪失
陽イオン	陰イオン	

補正 HCO₃⁻：不揮発酸が存在しなかったと仮定したときの HCO₃⁻
［不揮発酸 ↑ 実際の HCO₃⁻ ↓（酸に応じて消費）］

Check Point

- 血中では Na⁺，Cl⁻，HCO₃⁻ などの陽イオンと陰イオンが電気的に平衡状態となっている．
- 通常，測定できない陰イオンの総計を anion gap (AG) という．
- **AG はケト酸，乳酸のような有機酸などの通常測定されない陰イオンの指標**となる．
- **AG の増加**は不揮発酸の蓄積を表し HCO₃⁻ が減少するため**代謝性アシドーシスが存在している**ことを示す．このとき，実際の HCO₃⁻ は低下しているため補正 HCO₃⁻ が必要である．
- 減少した HCO₃⁻ に対し Cl⁻ が代償的に増加すると AG は正常となる．

C 酸塩基平衡異常の鑑別

3 血清 Na と血清 Cl の差による予測

差の値（mEq/L）	病態	AG
23 以下	AG 正常代謝性アシドーシス 呼吸性アルカローシス	正常
23 以下	低アルブミン血症 未知の陽イオンが増加	低下
26±2	正常	正常
26±2	AG 増加代謝性アシドーシス	増加
29 以上	代謝性アルカローシス 呼吸性アシドーシス	

［Medical Practice 編集委員会編：臨床検査ガイド 2005～2006，文光堂，東京，p.271，2005 を参考に作成］

Check Point

- AG（12±4）＝$Na^+ - (Cl^- + HCO_3^-)$ であることから，Na と Cl の差から酸塩基平衡異常を推測できる．
- たとえば，Na と Cl の差が大きければ HCO_3^- が増加している**代謝性アルカローシスの可能性**が疑われる．

C 酸塩基平衡異常の鑑別

4 酸塩基平衡異常の鑑別例

【動脈血ガス】
　　pH：7.14　PCO$_2$：30 mmHg　HCO$_3^-$：10 mEq/L

【静脈血電解質】
　　Na$^+$：135 mEq/L　K$^+$：5.1 mEq/L　Cl$^-$：85 mEq/L

検査値の正常値
　　pH：7.4　PCO$_2$：40 mmHg　HCO$_3^-$：24 mEq/L

Step1：**pH から acidemia，alkalemia の判定を行う**
　　　　pH 7.14 より【acidemia】

Step2：**PCO$_2$，HCO$_3^-$ および pH から代謝性か呼吸性か判定する**
　　　　PCO$_2$ 30 mmHg＜40 mmHg　↓
　　　　HCO$_3^-$ 10 mEq/L＜24 mEq/L　↓
　　　　pH 7.14　　　【代謝性アシドーシス】

Step3：**AG を計算し代謝性アシドーシスの評価を行う**
　　　　AG＝135 mEq/L－（85 mEq/L＋10 mEq/L）
　　　　　　＝40 mEq/L＞12 mEq/L【代謝性アシドーシス】
　　　　12 mEq/L 以上であれば補正 HCO$_3^-$ を計算する.
　　　　26 mEq/L 以上であれば代謝性アルカローシスが合併している
　　　　補正 HCO$_3^-$＝10 mEq/L＋（40 mEq/L－12 mEq/L）
　　　　　　　　　　　＝38 mEq/L＞26 mEq/L
　　　　　　　　　　　【代謝性アルカローシス】

Step4：**代償性変化が予測範囲にあるか判定する**
　　　　予測範囲からはずれていれば他の酸塩基平衡異常も併存している
　　　　△PCO$_2$＝1.2×（24－10）
　　　　　　　　＝16.8
　　　　　　予測 PCO$_2$ 値：40－16.8＝23.2 mmHg
　　　　　　実測 PCO$_2$ 値：30 mmHg　予測値＜実測値
　　　　　　　　　　【呼吸性アシドーシス】

D 代謝性アシドーシス
1 種類と原因

AG 増加 (>12±4 mEq/L)	H^+ 排泄障害	急性・慢性腎不全,脱水
	H^+ 産生亢進	乳酸性アシドーシス,ケトアシドーシス(糖尿病,飢餓,アルコール),中毒(サリチル酸,エチレングリコール,パラアルデヒド),高 K 血症
AG 正常	酸の投与	塩酸アルギニン,塩酸リジン,塩化アンモニウム投与
	HCO_3^- の喪失	下痢,小腸ドレナージ,腸瘻,尿細管性アシドーシス,炭酸脱水酵素阻害薬投与

$AG = Na^+ - (Cl^- + HCO_3^-)$

Check Point

- ✓ 代謝性アシドーシスは,酸の蓄積あるいは重炭酸の喪失によって生じる.
- ✓ 酸が蓄積すると pH を維持するため重炭酸が消費され AG は増大する.
- ✓ 酸の蓄積がなく重炭酸が喪失すると Cl^- で陰イオンを補うため AG は正常となる.

D 代謝性アシドーシス

2 治療方針

通常，アルカリ化薬投与は安易に行わず原因療法を主体

▶アルカリ化薬投与の適応

pH≦7.10，HCO_3^-≦10 mEq/L
重度の高 K 血症
急激なアシドーシスの進展
輸液，カテコラミンなどでも改善しない

▶炭酸水素 Na による補正
初期：欠乏量×1/3～1/2
　　　{7% 炭酸水素 Na 140～200 mL，1～2 時間}
　　　目標：pH7.20，HCO_3^- 15 mEq/L

HCO_3^- の欠乏量＝（25－実測 HCO_3^-）×0.5×体重（kg）

Check Point

✓ 代謝性アシドーシスでは，アシドーシスが急速進行性か緩徐進行性かを判別する.

✓ 急速進行性である場合，全身状態（呼吸，循環状態）の把握と処置が重要である.

✓ 代謝性アシドーシスの治療では，呼吸状態の評価，K バランスの適正化に注意し，アルカリ化薬の投与は適応を十分に考慮する.

✓ pH 7.10 以下，HCO_3^- 10 mEq/L など，緊急補正が必要な場合にアルカリ化薬の投与を行う.

✓ アルカリ化薬の投与では，HCO_3^- を正常化することを目標とせず，全身状態を改善させる補正にとどめる.

D　代謝性アシドーシス

3 アルカリ化薬投与のリスク

- 病態の改善に伴い乳酸やケトン体が重炭酸を産生し重篤な alkalemia をもたらす

- CO_2 の供給源となり換気障害がある場合，CO_2 の蓄積および細胞内アシドーシスをもたらす

- Na 負荷となり心不全を誘発・悪化させる
  （7% メイロン 250 mL：210 mEq 負荷）

- 末梢での酸素供給能を低下させる

- 急激なアシドーシスの是正は低 K 血症，テタニーなどを生じる

Check Point ★★

✓ アルカリ化薬の投与により産生された炭酸ガス（CO_2）は，通常，速やかに肺から排泄されるが，換気障害を有する患者では CO_2 が血中へ蓄積し細胞内に入り細胞内アシドーシスを起こす．

✓ アルカリ化薬は Na を含有するため，Na による細胞外液の浸透圧の上昇は，細胞外液に水分を貯留させ，うっ血性心不全や末梢および肺浮腫を有する患者では，病態をさらに悪化させる．

E 代謝性アルカローシス
1 種類と原因

H⁺喪失	嘔吐,胃液吸引
塩基投与・負荷	炭酸水素Na,メイロン,乳酸Na
K⁺あるいはCl⁻喪失	利尿薬,ステロイド長期過剰投与,副甲状腺機能低下症,ペニシリン大量投与,高Ca血症,クッシング症候群,原発性アルドステロン症,甘草投与,ACTH産生腫瘍,バーター症候群

Check Point

- 代謝性アルカローシスは,アルカリ化薬の投与,酸の喪失,Cl⁻の喪失により発生する.
- 代謝性アルカローシスを持続させる因子としては,細胞外液の減少,Cl⁻欠乏,K⁺欠乏,鉱質コルチコイド過剰などがある.
- 低K血症は,アンモニア産生,Na⁺/H⁺交換輸送,Na⁺/3HCO₃⁻共輸送を促進しアルカローシスを生じる.

E 代謝性アルカローシス

2 治療方針

原因疾患の治療にて改善

胃酸喪失, 嘔吐あるいは経鼻胃管から吸引, 利尿薬, 高炭酸ガス血症後, Cl^- の摂取不足 （生理食塩液反応性アルカローシス）　　　　　　　　【治療】生理食塩液
浮腫状態（心不全, 肝硬変, ネフローゼ症候群；利尿薬による） 　　　　　　　　【治療】利尿薬中止, アセタゾラミド投与, 透析
鉱質コルチコイド過剰　　　　　【治療】スピロノラクトン, 外科的切除
脱水　　　　　　　　　　　　　　【治療】脱水改善；脱水治療参照
低 K 血症　　　　　　　　　　　　　　　　　　　　【治療】K 補充
意識障害, テタニー, pH≧7.55, HCO_3^-≧35 mEq/L, 心・腎疾患合併時 【治療】 　塩化アンモニウム液{mL＝酸投与量×0.2} 　アミノ酸輸液（Na と Cl の差の大きい：cation gap 大） 　{アミノ酸液（cation gap 150 mEq/L）量（mL）＝酸投与量×7} 　酸投与量（mEq）＝（HCO_3^-－24）×体重（kg）×0.2

Check Point

- 代謝性アルカローシスの治療は, 体液欠乏の補正, アルカローシスに合併した電解質異常の是正, 原因疾患の治療があげられる.
- 嘔吐や下痢などでは, 酸の喪失と Cl^- の欠乏, 細胞外液量減少に伴って尿中 Cl^- の排泄が低下して HCO_3^- 再吸収が亢進して代謝性アルカローシスを生じるため, 生理食塩液による Cl の補給で改善する.
- アルカリ化薬の過剰投与や鉱質コルチコイド（アルドステロンなど）過剰状態では, K の喪失が代謝性アルカローシスの原因となるため原因物質の中止, 原因疾患の治療, 低 K 血症の補正が重要である.
- 緊急治療の適応は, 意識障害やテタニー, pH 7.55 以上, HCO_3^- 35 mEq/L 以上の場合で, 症状の消失を目標とする.

F 呼吸性アシドーシスと呼吸性アルカローシス

1 原因疾患・病態（1）

呼吸性アシドーシス	呼吸性アルカローシス
呼吸抑制薬の過剰投与，甲状腺機能低下症，脳幹の障害，頚髄損傷，ポリオ，筋萎縮性側索硬化症，ギラン・バレー症候群，重症筋無力症，睡眠時無呼吸症候群，上気道閉塞，閉塞性肺疾患，高度の胸郭変形，高度の気胸あるいは胸水，その他神経・筋・肺・胸郭疾患など	発熱，間質性肺炎，肺塞栓症，肺水腫，脳虚血，特発性過換気症候群，呼吸興奮薬（吸収促進薬）による過換気，肝性昏睡など

Check Point

- 呼吸性アシドーシスの多くは，慢性閉塞性肺疾患や胸水などの肺，気管支，胸膜の病変が原因となる．そのほか，重症筋無力症などの神経・筋疾患に伴い肺胞低換気を生じる．
- 鎮静・鎮痛薬の過剰投与や中枢神経系の疾患などでも呼吸性アシドーシスは起こる．
- 呼吸性アルカローシスは，肺胞低換気を伴わない低酸素血症が刺激となり換気量が増大することで生じる．
- 呼吸中枢の刺激により過換気となる病態でも呼吸性アルカローシスは起こる．

F 呼吸性アシドーシスと呼吸性アルカローシス

1 原因疾患・病態（2）

▶呼吸性アシドーシス

非代償〜部分代償性	部分代償性〜完全代償
• 慢性呼吸器疾患に急性呼吸器疾患の合併あるいは O_2 の不用意な投与 • 呼吸中枢抑制（麻酔，過量の睡眠薬，中枢神経障害） • 呼吸運動障害（外傷，神経・筋疾患など） • 慢性気道閉塞，うっ血性心不全，ショック • 肺炎・間質性肺炎・肺水腫・肺結核などの急性増悪期 • 人工呼吸器の調整不良	• 肺炎・間質性肺炎・肺水腫・肺結核などの慢性化 • 慢性閉塞性肺疾患（肺気腫，気管支喘息，慢性気管支炎，びまん性汎細気管支炎など）

▶呼吸性アルカローシス

非代償	代償性
• 過呼吸症候群，人工呼吸器の調整不良 • 呼吸中枢刺激（脳炎，脳血管障害など） • 呼吸器疾患（肺塞栓，肺線維症：PO_2 低下による PCO_2 低下）	• 高地在住

PO_2：動脈血 O_2 分圧

［松尾収二：pH, PaCO₂, PaO₂, SaO₂, HCO₃⁻, Base Excess．Medicina **36**（増）：399–407，1999 を参考に作成］

F 呼吸性アシドーシスと呼吸性アルカローシス

2 治療方針

呼吸性アシドーシス	①原因疾患の治療を主体
	②CO_2 の人工的排出（酸素療法）
	【pH≦7.10, HCO_3^-≦10 mEq/L】 7% 炭酸水素 Na 100 mL, 0.5〜1 時間
呼吸性アルカローシス	原因疾患の治療を主体 息こらえ，袋による再呼吸 鎮静薬（ジアゼパム）投与

Check Point

- ✓ 呼吸性アシドーシスは原因疾患の治療を基本とし，次いで CO_2 の人工的排出である．
- ✓ 呼吸性アルカローシスについても原因疾患の治療が基本となり，輸液療法の対象になることはほとんどない．

6

栄養療法の基礎知識

　栄養管理は各治療法の基本となる補助療法である.
栄養状態が不良であればいかなる治療も無効である.
適切な栄養療法は疾病の予後を改善する可能性をもっ
ている.

A 栄養療法の流れ
1 栄養療法の流れ

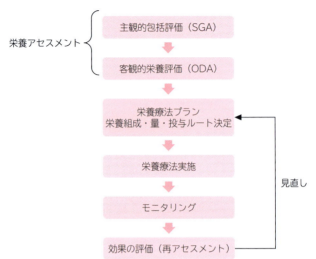

SGA：subjective global assessment, ODA：objective data assessment

Check Point

✓ 栄養療法では，栄養療法適応の可否の栄養評価と栄養療法実施後の治療効果の栄養評価が重要であり，この流れに沿って行う．

B 栄養療法の把握
1 栄養評価指標

主観的包括評価（SGA）	客観的栄養評価（ODA）
1. 患者の記録 　1）体重の変化 　2）食物摂取状態の変化 　3）消化器症状 　4）機能状態（活動性） 　5）疾患および疾患と栄養必要量の関係 2. 身体症状 　皮下脂肪の減少，筋肉喪失，下肢浮腫，腹水	1. 身体計測 2. 血液・尿生化学的検査 3. 免疫能 4. 機能検査など

Check Point

- 栄養状態の評価では，体重変化や食事の摂取状況などの SGA と身体計測，生化学的検査などの ODA を行う．

B 栄養療法の把握

2 患者の記録

▶体重の変化～体重減少率の判定

期間	有意な体重減少	高度な体重減少	
1週間	1～2%	>2%	2%以上減少：高度栄養不良（急性）
1ヵ月	5%	>5%	
3ヵ月	7.5%	>7.5%	
6ヵ月	10%	>10%	10%以上：中等度以上の栄養不良

▶その他

項目	確認ポイント	評価
食物摂取状態の変化	• 平常時と比較して変化があったか • 変化の時期はいつ頃か • 食べられるもの（変化のタイプ）は	変化がある場合は，栄養不良との関連を考える
消化器症状	• 2週間以上持続している消化器症状はあるか • どのような症状があるか（悪心，嘔吐，下痢，食欲不振など）	2週間以上持続している場合は，栄養リスクを伴う
機能状態	• 日常生活に支障をきたしていないか • 仕事に支障をきたしていないか • 活動レベルはどの程度か（歩行可能か，寝たきりかなど）	活動レベルを把握しエネルギー必要量を推定する
疾患と栄養必要量	疾患に伴う代謝需要（ストレス）はどの程度か	疾患ストレス重症度を把握しエネルギー必要量を推定する

B 栄養療法の把握
3 身体計測

指標	測定	標準	判定
肥満指数 (BMI)	BMI＝体重 kg/(身長 m)^2	22	18.5 未満：低体重 18.5～25.0 未満：普通体重 25.0 以上：肥満
%理想体重 (% IBW)	実体重 kg/理想体重 kg×100	IBW＝(身長 m)^2×22	120％以上：肥満
上腕三頭筋部皮下脂肪厚 (TSF)	計測1	健康な成人男性：0.5～2.5 cm（平均 1.2 cm） 健康な成人女性：1.2～3.4 cm（平均 2.0 cm）	体脂肪（皮下脂肪蓄積量）を反映
上腕筋周囲 (AMC)	AMC＝AC－3.14×TSF	AC（上腕周囲長）：25～27 cm 計測2	筋蛋白量の消耗程度の指標 % AMC は，2週間後の測定値と比較

	軽度不良	中等度不良	高度不良
% 理想体重	80～90%	70～80%	<70%
% 健常時体重	85～95%	75～85%	<75%
% TSF	80～90%	60～80%	<60%
% AMC	80～90%	60～80%	<60%

Check Point

- 栄養評価において身体構成成分の測定も大切である．
- TSFは体脂肪量を，AMCは骨格筋蛋白量を反映する指標として用いる．
- TSF, AMCの標準値に対する割合から消耗状態を推測できる．

B 栄養療法の把握

4 生化学的・免疫能検査

アルブミン（Alb）…半減期約17日
　　3.0 g/dL以下
　　短期間の栄養効果の判定は不適
　　2週間以上の期間必要
　　AMC・Alb低下　➡　蛋白質不足

総コレステロール（TC）
　　TC低下　➡　低栄養，重症肝障害

コリンエステラーゼ（ChE）
　　ChE低下　➡　低栄養，肝硬変

末梢総リンパ球（TLC）
　　白血球に異常なく，1,200/mm³以下　➡　低栄養

プレアルブミン（PA）…半減期約2日
　　2～3日後に栄養状態を評価可能

レチノール結合蛋白（RBP）…半減期約0.5日
　　臓器蛋白質の状態を鋭敏に反映
　　ビタミンAの影響を受けるので注意

トランスフェリン（Tf）…半減期約7日
　　貧血時には上昇するので注意

Check Point

✓ アルブミンは，内臓蛋白質量を反映する指標となるが，血中半減期が長いため短期間の栄養状態の評価には適さない．

✓ 短期間での栄養評価には，プレアルブミン，レチノール結合蛋白，トランスフェリンが有効である．

B 栄養療法の把握
5 窒素平衡（N バランス）

〈体蛋白の増減の指標〉
N バランス：摂取 N−排泄 N
　　　　　　負：蛋白異化
　　　　　　正：蛋白同化
摂取 N−排泄 N
　　　＝（アミノ酸投与量/6.25）−5/4×尿中排泄量

Check Point

- N バランスは，生体の蛋白代謝が同化か異化かの判定に有用である．
- 異化では，栄養補給や代謝の改善を考える．

B 栄養療法の把握

6 体脂肪率

女性	評価	男性
20%未満	低	15%未満
20〜25%	適正	15〜20%
20〜30%	やや高	20〜25%
30%以上	高	25%以上

Check Point

- 適正な体脂肪率は男性と女性で異なり，男性で15〜20%，女性で20〜25%である．
- 体脂肪率が男性で25%以上，女性で30%以上で肥満と判定する．

C 栄養療法の適応決定

1 栄養療法の適応基準

Nバランスが最も重要	
以下のいずれか1つを満たせば栄養障害ありとし，栄養療法の適応となる	
Nバランス	負の値が1週間以上継続
%標準体重	80%以下
アルブミン	3.0 g/dL以下
トランスフェリン	200 mg/dL以下
総リンパ球数	1,000/μL以下

Check Point

- ✓ 種々の栄養指標をもとに実際に栄養療法が必要か否かを判断する．
- ✓ 上記の栄養指標のうちの1項目に該当すれば栄養障害ありと判断する．

C 栄養療法の適応決定

2 投与ルートの種類

経腸栄養療法
　流動食，ミキサー食，人工濃厚流動食，経腸栄養剤
1) 経口栄養療法
2) 経管栄養療法：経鼻（胃内，十二指腸内，空腸内），経瘻孔（胃瘻，空腸瘻）

経静脈栄養療法
1) 末梢静脈栄養療法（PPN）
2) 中心静脈栄養療法（TPN）

Check Point

✓ 栄養法には経腸栄養療法と経静脈栄養療法がある．
✓ 患者の状態により選択する．

C 栄養療法の適応決定

3 投与ルートの比較

	静脈栄養療法	経腸栄養療法	
	中心静脈栄養(TPN)	成分栄養(ED)	半消化態栄養(LRD)
消化	不要	ほぼ不要	多少必要
吸収	不要	必要	必要
ルート	静脈	門脈	門脈
消化液分泌刺激	なし	ほとんどなし	あり
便量	ほとんどなし	かなり少ない	少ない
下痢	なし	あり	まれにあり
腸管粘膜	廃用性萎縮　あり*	廃用性萎縮　なし	廃用性萎縮　なし
感染	カテーテル敗血症	まれに誤嚥性肺炎	まれに誤嚥性肺炎
代謝合併症	起こりやすい	起こりにくい	起こりにくい
組成の修正	可能	不可能	不可能

*bacterial translocation（バクテリアトランスロケーション）：腸管粘膜での免疫機能が減少し細菌などが悪影響を及ぼす

Check Point

- ✓ TPNの適応は，一般的に経口あるいは経腸栄養療法が困難あるいは不適当な場合に行われる.
- ✓ **長期間のTPN**は，腸管粘膜の萎縮などで**機能的障害を招く**. 同時に腸管粘膜での免疫細胞機能低下などが起こり，腸管粘膜バリアが破綻し腸管内の細菌やエンドトキシンなどが腸管外から全身移行して，感染症，**敗血症，多臓器不全などを引き起こす**可能性がある.

D 栄養投与ルートの選択

1 投与ルートの選択基準（1）

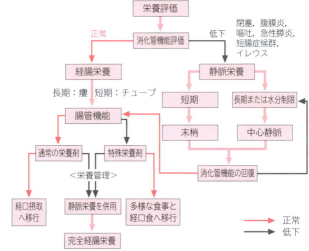

[ASPEN Board of Directors and the Clinical Guidelines Task Foree : Guidelines for the use of parenteral and enteral nutrition in adult and pediatric patients. JPEN **26**：8SA, 2002 より引用]

Check Point

- 栄養投与ルートの選択では，栄養評価により栄養療法の適応を正確に判断し，消化管機能の良否を評価し，機能障害があれば静脈栄養を，なければ経腸栄養を選択する．
- 静脈栄養では施行期間が短期では末梢，長期では中心静脈を選択する．

D 栄養投与ルートの選択

1 投与ルートの選択基準（2）

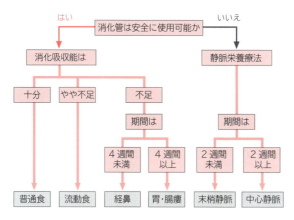

Check Point

- 消化管からの栄養摂取が生理的であり，可能な限り経口摂取を選択することが望ましい．したがって，まず経口可能か否かを判断する．
- 静脈栄養では，一般的に**施行期間が2週間以上に及ぶ場合，中心静脈**を選択する．
- **経腸栄養では腸管の消化吸収能の程度**によって栄養剤を選択し，**施行期間の長短（4週間を目安）によって経鼻的か胃・腸瘻**かを選択する．

E 栄養素の組成と量の決定

1 基礎代謝量の算出

【Harris-Benedict の式】
基礎熱消費量（BEE）（kcal/日）

男性：66.5＋13.7×体重 (kg)＋5 ×身長 (cm)－6.8×年齢

女性：655＋9.6×体重 (kg)＋1.9×身長 (cm)－4.7×年齢

BEE：basal energy expenditure
［標葉隆三郎：栄養素摂取量―必要熱量の算定方法―糖，アミノ酸，脂肪の
適正投与量．日臨 **59**（5）：136，2001 を参考に作成］

体重換算の場合
基礎代謝量 ＝ 体重 (kg) ×25 kcal

Check Point

✓ 必要エネルギー消費量の算出では簡易的に Harris-Benedict
の式により基礎熱消費量（BEE）を算出し，そこに活動因子
と障害因子を考慮して求める．
✓ また，安静時代謝率を求めて栄養療法の判断に利用する．

E 栄養素の組成と量の決定

2 TEE と RMR

▶1日投与エネルギー（TEE）の算出

$$TEE = BEE \times ストレス係数 \times 活動係数$$

【ストレス係数】
飢餓	1.0
軽度ストレス（軽度侵襲手術，消化管瘻）	1.3
中等度ストレス（高度侵襲手術，多発性外傷）	1.5
高度ストレス（腹膜炎，敗血症，熱傷）	2.0

【活動係数】
ベッド上安静	1.2
ベッド上活動	1.3

[Long CL et al：Metabolic response to injury and illness：estimation of energy and protein needs from indirect calorimetry and nitrogen balance. JPEN 3(6)：452–456, 1979 を参考に作成]

▶安静時代謝率（RMR）の算出

$$RMR = 22 \times FFM + 500$$

FFM＝体重－体脂肪
体脂肪＝体脂肪率×体重

Check Point

✓ 1日投与エネルギー（TEE）は，Harris-Benedict の式により求めた BEE にストレス係数と活動係数を乗じて求める．
✓ また，安静時代謝率を求めて栄養療法の判断に利用する．

E 栄養素の組成と量の決定

3 体重換算による投与エネルギーの算出

▶調節体重

体重換算では調節体重で計算する

肥満：理想体重＋（実測体重－理想体重）×0.25

やせ：理想体重 {（身長 m）^{2}×22}

侵襲度	必要熱量 (kcal/kg 体重/日)	糖質 (g/kg 体重/日)	アミノ酸 (g/kg 体重/日)	脂肪 (g/kg 体重/日)
非侵襲	30	4.0～4.5	0.8～1.0	必要熱量の残量 0.5～1.0
中等度侵襲	30～35	4.0～7.0	1.2	必要熱量の残量 0.5～1.0
高度侵襲	35～40	5.0～10.0	1.5～2.0	必要熱量の残量 0.5～1.0

Check Point

✓ 必要エネルギー量を体重換算で行う場合，肥満（%IBW：120% 以上）とやせ（%IBW：80% 以下）では実測体重を使用できないため，調節体重を計算し肥満では調節体重を，やせでは IBW を使用する.

E 栄養素の組成と量の決定

4 組成と量の決定例

▶栄養組成の選択

侵襲度	必要熱量 (kcal/kg 体重/日)	糖質 (g/kg 体重/日)	アミノ酸 (g/kg 体重/日)	脂肪 (g/kg 体重/日)
高度侵襲	35～40	5.0～10.0	1.5～2.0	必要熱量の残量 0.5～1.0

例）体重 50 kg として（TPN）
　必要熱量：40 kcal×50 kg＝2,000 kcal
　アミノ酸：1.5 g×50 kg＝75 g×4 kcal＝300 kcal（N＝75/6.25
　　　　　　＝12）
　脂肪　　：1.0 g×50 kg＝50 g×9 kcal＝450 kcal
　糖質　　：残量；約 1,250 kcal（312 g；6.25 g×50 kg）
　　　　　　NPC/N：1,700/12≒142
　水分　　：2,000～2,500 mL
　電解質
　微量元素

Check Point ★★

✓ 体重 50 kg の高度侵襲の患者での投与カロリー，組成例を示す．

✓ 通常，窒素 1 g に対して 150～200 kcal（NPC/N）のエネルギー投与が必要である．

✓ NPC/N を考慮したエネルギーとアミノ酸投与を決定する必要がある．

✓ 窒素はアミノ酸量÷6.25 で求められる．

7

経腸栄養療法
· · · · · · · · · · · · · · · · · ·

　経腸栄養療法は，腸管粘膜の維持，免疫能の維持，長期管理が容易などの利点があり，腸管が機能している場合に適応となる．経腸栄養剤には半消化態栄養剤から成分栄養剤まで消化管の機能に応じて選択する．実施においては，それらによる合併症の回避と対応が求められる．

A 経腸栄養剤の適応と投与方法

1 適応

経腸栄養剤	病態
天然濃厚流動食	経口摂取障害，嚥下障害など
半消化態	術後の栄養管理，熱傷，意識障害，中枢神経疾患，神経性食欲不振症，がん化学療法・放射線療法時，口腔・咽頭・食道疾患（狭窄・通過障害）
消化態	消化管術後障害（消化吸収不良，短腸症候群），放射線性腸炎，蛋白質アレルギー，特殊な病態など（肝不全，急性膵炎，小児）
成分栄養	クローン病，大腸手術前処置，重症急性膵炎

Check Point

- ✓ 経腸栄養剤は，半消化態栄養剤，消化態栄養剤，成分栄養剤などに分けられるが，病態によって選択される．
- ✓ 消化態および成分栄養剤は，消化管を安静にする必要がある場合に適応となる．
- ✓ 半消化態栄養剤は，上部消化管に通過障害がある場合や意識障害，嚥下障害など経口摂取が不可能な場合に適応となる．

A 経腸栄養剤の適応と投与方法

2 投与方法

低濃度，遅い投与速度で開始し，徐々にアップする

開 始	0.5 kcal/mL，50 mL/時
	↓
	0.75 kcal/mL，75 mL/時
	↓
3〜4日後	1 kcal/mL，100 mL/時 （約40 kcal/kg/日）

Check Point

- 経腸栄養剤の投与では投与速度が速すぎたり濃度が高いと腹満感，腹痛，下痢などの副作用が出現しやすいため，**低濃度で投与速度も遅くして開始**する．
- 3〜4日かけて1 kcal/mLで100 mL/時（約40 kcal/kg/日）の投与を行う．

B 施行時の合併症と対処法

1 外的要因

原因	症状	対策
栄養チューブに起因	皮膚および粘膜のびらん,潰瘍,出血	刺入部周囲皮膚の保護,止血
	逆流性食道炎,誤嚥性肺炎	チューブ先端を空腸内に留置,栄養剤注入時は半座位に,投与速度・胃内貯留量のチェック
	チューブの閉塞	温水などで定期的フラッシュ,適切なチューブの選択,適切な濃度
	チューブの自然抜去	チューブの確実な固定
消化器症状	腹部膨満,悪心,嘔吐,下痢	投与速度,浸透圧などに注意し低用量で

〔西田幸雄:経腸栄養の合併症とその対応.日本静脈経腸栄養学会 静脈経腸栄養テキストブック,日本静脈経腸栄養学会編,南江堂,東京,p.247–255,2017 を参考に作成〕

Check Point

- ✓ 重篤な合併症は誤嚥性肺炎で意識障害のある場合に多く,ベッドの挙上やチューブ先端の空腸内留置などにて防止する.
- ✓ 頻度の高い合併症は下痢で原因に応じて対応する必要がある.

B 施行時の合併症と対処法
2 下痢の原因と対策

1日5～6回以上の水様便‥‥厳重な観察
1日10回以上(水分・電解質のアンバランス発生)‥‥経静脈輸液で補正

原因	対策
浸透圧	濃度・投与速度の半減（成分栄養剤に多い）
消化不良	濃度・投与速度の半減，製剤の変更（半消化態に多い）
乳糖不耐性	乳糖を含まない製剤に変更
脂肪吸収障害	脂肪含有量の少ない製剤に変更
細菌汚染	清潔な調製操作，調製後8時間以内に投与，抗生剤，乳酸菌製剤投与
その他	乳酸菌製剤投与

［西田幸雄：経腸栄養の合併症とその対応．日本静脈経腸栄養学会 静脈経腸栄養テキストブック，日本静脈経腸栄養学会編，南江堂，東京，p.247-255，2017を参考に作成］

Check Point

- ✓ 下痢は，経腸栄養で最も頻度が高い．原因としては栄養剤の浸透圧，投与速度や温度による場合，細菌汚染による場合，脂肪吸収障害，乳糖不耐性などによる場合がある．
- ✓ 栄養剤による場合は，適切な濃度，投与速度，温度に調節する．
- ✓ 細菌汚染の場合は，調製時の無菌操作を徹底し，長時間の投与を避ける．

B 施行時の合併症と対処法
3 代謝障害

合併症	対処法
脱水・電解質異常	静脈輸液による水分・電解質液の補給 （長期下痢，消化液の喪失などへの対応）
低血糖	50％ブドウ糖 20～40 mL 静注，インスリンの投与量チェックと是正
高血糖	24 時間均等投与，糖質の減量と 10％脂肪乳剤の投与，インスリンの使用
必須脂肪酸欠乏症	脂肪乳剤の定期投与，脂肪含量の多い製剤へ変更
微量元素欠乏症	微量元素製剤の投与 （長期下痢，消化液の喪失などへの対応）
ビタミン欠乏症	ビタミン投与 （長期下痢，消化液の喪失などへの対応）
肝機能障害	投与カロリーの減少，投与中止（AST・ALT 正常化で再投与）
高アンモニア血症，高窒素血症	病態別栄養剤投与，BCAA 投与

［西田幸雄：経腸栄養の合併症とその対応．日本静脈経腸栄養学会 静脈経腸栄養テキストブック，日本静脈経腸栄養学会編，南江堂，東京，p.247-255, 2017 を参考に作成］

Check Point

- ✓ 代謝に関連した合併症がみられる場合がある．高カロリー投与では高血糖，肝機能障害を，成分栄養剤の投与では，必須脂肪酸欠乏症を起こす可能性がある．
- ✓ その他，ビタミン欠乏症，微量元素欠乏症などにも注意が必要である．

8

経静脈栄養療法

　経静脈栄養療法は，消化管の使用ができない場合に
適応となる．経静脈栄養療法には末梢静脈栄養療法と
中心静脈栄養法があり，それぞれの利点，欠点により
適切に選択する．実施にあたっては施行時の合併症の
把握と対策を考慮する必要がある．

A 経静脈栄養の基礎知識
1 経静脈栄養と投与エネルギー

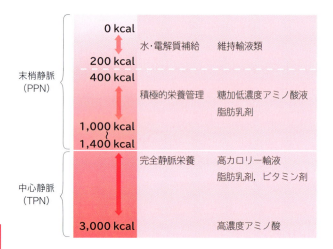

Check Point

- ✓ 末梢静脈から投与できるエネルギー量はおよそ 1,400 kcal/日程度が上限となる.
- ✓ したがって**末梢静脈栄養では必要十分なエネルギーを補給する ことはむずかしく**,体蛋白の喪失に傾く.

A 経静脈栄養の基礎知識

2 TPNの特徴—①利点と欠点

▶利点

- 消化管の安静保持,以下の病態(経腸栄養が適応できない)へ血管内に高カロリー投与することができる.また,種々の栄養素をさまざまな濃度および割合で病態に応じ調整できる.
  ①腸管の完全閉塞を伴う場合:腸閉塞,進行性大腸がん
  ②吸収障害を伴う場合:広範囲小腸切除術後などの短腸症候群の初期
  ③高度の腸管の安静を要する場合:消化管縫合不全,消化管瘻,消化管出血,潰瘍性大腸炎,クローン病などの急性期,急性膵炎
  ④代謝異常を伴う場合や水・電解質などの厳重な管理を必要とする場合:食道がんなどの術前・術後早期,急性腎不全,急性肝不全,敗血症

▶欠点

- 中心静脈にカテーテル留置が必要
- 合併症に注意が必要
  ①カテーテルに起因する合併症
  ②代謝に関連した合併症
  ③bacterial translocation の発症

Check Point

✓ TPN の施行においては,その利点,欠点を考慮して,患者の状態に応じて適応を判断する.

A 経静脈栄養の基礎知識
2 TPN の特徴 — ②不適応

▶十分な価値が認められない

①消化管を 10 日以内に使用可能で軽度の侵襲や外傷を受けた栄養状態良好
②7〜10 日以内に消化管が使用できるかもしれない手術および侵襲直後
③治療不能な状態

▶施行すべきでない

①十分な消化吸収能をもった患者
②高カロリー輸液が 5 日以内にとどまる患者
③緊急手術が迫っている患者
④患者あるいは法的保護者が強力な栄養療法を希望していない
⑤強力な栄養療法を行っても予後が保証されない
⑥高カロリー輸液の危険性が効果を上回る

［井上善文：静脈栄養法—適応と方法—. Surgery Frontier **19**(2)：105, 2012 を参考に作成］

Check Point

✓ TPN は高カロリーを投与できる利点はあるものの，安易な選択はすべきでない．

B 施行時の合併症と対処法

1 PPN 施行時の静脈炎 ― ①発生要因

要因		発生頻度
カテーテルの位置		可動しやすい部位では高頻度 カテーテル径：大径＞細径
カテーテルの材質		ポリ塩化ビニル・ポリエチレン＞ポリウレタン・シリコン
輸液期間（カテーテル留置時間)		72時間以上留置
輸液剤	浸透圧	浸透圧≧600 mOsm/L（浸透圧比＞3)
	pH	低＞高
	滴定酸度	低pHにおいて高＞低

Check Point

- ✓ PPN施行時の留意点として，末梢静脈炎の発症があり，予防と早期発見が必要である．
- ✓ 末梢静脈炎の発生要因としては，カテーテルの問題と**投与する輸液製剤**の問題がある．
- ✓ 輸液製剤については，**浸透圧，pH，滴定酸度**についてチェックしておく．

B 施行時の合併症と対処法

1 PPN 施行時の静脈炎 — ②対処法

	原因	対策
輸液	高浸透圧	糖濃度を下げる 脂肪乳剤を混合して浸透圧を下げる
	非生理的 pH・高い滴定酸度	なるべく中性に近い pH の輸液を選択する
手技・管理	カテーテル・静脈径	必要最小径のカニューレを使用し、できるだけ血流の多い上肢の太い静脈に留置する
	投与速度	なるべく緩徐に投与
	回路からの感染ほか	十分な穿刺部の消毒 穿刺部位のチェック 輸液回路内フィルター留置 回路の定期的交換
	持続投与	穿刺部位の変更（2〜3日ごと） 血栓予防（輸液内へヘパリン添加 200〜300 単位/500 mL） 静脈収縮予防（ニトログリセリン軟膏塗布）

［認定 NST ガイドブック，日本病態栄養学会編，南江堂，東京，p.61–65, 2004 を参考に作成］

Check Point

✓ 末梢静脈栄養（PPN）で頻度の高い合併症は静脈炎である．血漿と輸液の浸透圧，pH の相違が原因になることが多い．また，長期間のカテーテル留置も原因となる．
　①できるだけ太い静脈に穿刺する．
　②できるだけ細い注射針（20〜23 G）を使用する．
　③ 2〜3 日ごとに穿刺部位を変更する．
　④できるだけゆっくり投与する．
などの対応が必要である．

B 施行時の合併症と対処法

2 TPN施行時の合併症と対処法—①bacterial translocation

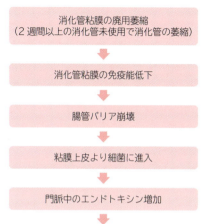

敗血症，多臓器不全，全身性炎症反応症候群（SIRS）など
を引き起こす

Check Point

- ✓ TPN施行時において，消化管の未使用が長期間に及ぶと消化管粘膜の廃用性の萎縮が起こり，bacterial translocationを生じる．
- ✓ bacterial translocation（バクテリアトランスロケーション）では，消化管粘膜の免疫能低下，腸管バリア崩壊から細菌が血中に侵入し，敗血症などの重篤な病態を生じる．

B 施行時の合併症と対処法

2 TPN施行時の合併症と対処法 — ②refeeding syndrome

大量の糖質投与を急速に行うことで発症（積極的栄養療法開始時）

【複合的病態】
- 電解質異常（低P血症，低K血症，低Mg血症など）
- 細胞外液増加に起因するうっ血性心不全，不整脈
- 高血糖に起因する脱水，昏睡　　　　　　　　　　など

【対応】
- 投与カロリー量は徐々に増量
- 多量のブドウ糖を急速投与しない
- P，K，Mgおよびグルコース濃度を厳重にモニタリング
- 尿量，体重を定期的にチェック

Check Point

- ✓ refeeding syndromeは，低栄養状態にある患者に急速な栄養補給を行った際に生じるホルモン（インスリン，グルカゴン）代謝の変化である．
- ✓ 結果として，体液，電解質の異常を生じ重篤な合併症を引き起こす．
- ✓ 予防としては，初期投与カロリー量を低く設定し，徐々に増量する．

B 施行時の合併症と対処法

2 TPN施行時の合併症と対処法 —③カテーテル挿入関連

合併症	原因	対策
血腫・血胸	動脈穿刺	到達ルートの選択，熟練
気胸	胸腔穿刺，肺実質損傷	到達ルートの選択，熟練，穿刺針を細くする
胸腔内注入	カテーテルが胸腔内存在	挿入時X線像で位置確認
胸管損傷	胸管穿刺	右側静脈からアプローチ，熟練
上腕神経叢損傷	上腕神経叢穿刺	挿入点，穿刺方向に注意
空気塞栓	空気注入	カテーテルと輸液セットを迅速につなぐ，注意深い管理，カテーテル抜去時刺入点のカバー

Check Point

- ✓ カテーテル挿入時の合併症としては，穿刺時の気胸や血胸，胸腔内注入，胸管損傷などの手技によるものがある．

B 施行時の合併症と対処法

2 TPN施行時の合併症と対処法—④カテーテル留置関連

合併症	原因	対策
血栓性静脈炎	カテーテルの材質，太さが不適当，長期間の留置，位置不良	カテーテルの選択，カテーテルの交換（長期時），位置の確認
カテーテル敗血症	感染	厳重な無菌操作（挿入時，挿入後）
カテーテル塞栓	損傷による離断，固定不十分	注意深い挿入，十分な固定
心タンポナーゼ	右心房壁，右心室壁穿孔	カテーテルの位置確認，材質選択，先端をとがらせない
自然抜去	固定不十分	十分な固定

Check Point

- ✓ カテーテル留置後のカテーテル敗血症，血栓形成などがある．
- ✓ カテーテル敗血症は，カテーテルに起因する合併症のうち頻度が高く，重篤な合併症である．
- ✓ カテーテル敗血症は，不適切なTPN管理のほか，低栄養，免疫能低下など患者側の要因にも注意する必要がある．
- ✓ カテーテル敗血症では，カテーテルを速やかに抜去し，PPNにて管理する．

B 施行時の合併症と対処法

2 TPN施行時の合併症と対処法 — ⑤代謝障害関連

合併症	症状	対処法
電解質異常	高Cl性アシドーシス,しびれ,痙攣,意識障害 など	血液ガスの測定,重炭酸Na投与,高カロリー輸液内の電解質組成のチェックと補正,血清電解質のチェック
低血糖	四肢冷感,顔面蒼白,痙攣	輸液を急に中止しない,インスリンの投与量チェックと是正
高血糖	浸透圧利尿,口渇感,尿糖	感染・脱水の補正,輸液注入速度チェック,インスリンの使用
必須脂肪酸欠乏症	皮膚の乾燥,湿疹,脱毛	脂肪乳剤の定期投与
微量元素欠乏症	貧血症状,皮疹,口内炎,脱毛	血中レベルのチェック,微量元素製剤の投与
ビタミン欠乏症	夜盲症,くる病	ビタミンA・Dの投与
	凝固異常	ビタミンKの投与
	乳酸アシドーシス 重炭酸Naに反応しない	ビタミンB_1の大量投与(100~400 mg/回,1時間ごとに症状回復まで)
高アンモニア血症,高窒素血症	黄疸,意識障害	過量熱量の投与を控える,アミノ酸輸液の変更

Check Point

- ✓ TPNにおける代謝関連の合併症は,糖質,アミノ酸,脂肪,ビタミン,微量元素,電解質に関連して生じる.
- ✓ 長期のTPN施行では,ビタミン欠乏症,必須脂肪酸欠乏症,微量元素欠乏症に注意が必要である.
- ✓ 微量元素欠乏症では,亜鉛の欠乏が多くみられる.

9

病態別輸液・栄養療法

A 周術期

A 周術期

1 術前によくみられる病態

脱水症,電解質異常,酸塩基平衡異常,低栄養

- 術前に患者の水分,電解質,栄養を正常ないし正常に近い状態に是正
- 術中のショックの発生防止
- 術後の合併症回避

病態	原因	対応
急性体液喪失	嘔吐,下痢,急性腹症	細胞外液補充液で補給 軽症では維持輸液でも可
慢性体液喪失	経口摂取不足	栄養不足や悪性腫瘍に起因する貧血,酸塩基平衡異常を伴うため,中心静脈栄養を行う

[佐野圭二:術前,術中,術後患者の輸液法. Medical Practice **32**(臨増): 358–361, 2015 を参考に作成]

Check Point

- ✓ 術前の患者は,嘔吐や下痢,摂食不良や検査のための絶食などで脱水に陥りやすい.
- ✓ 脱水の改善には,細胞外液補充の輸液を行うことが望ましい.

A 周術期

2 術中の体液異常

- 術前の体液異常が補正されていない状態
- 麻酔による変化
- 手術侵襲による変化
  * 組織損傷に伴う局所浮腫, 細胞外液のサードスペースへの貯留
  * 出血による変化
  * 手術創からの蒸泄, 漏出

- サードスペースへ移行し減少した機能的細胞外液の補充
- 循環血液量の維持
- 酸素運搬能の保持
- 術中の不感蒸泄の補充

▶輸液の基本方針

- 細胞外液補充液（目安：6.0 〜 10.0 mL/kg/時）の投与
- 術中出血量＜20 mL/kg：細胞外液補充液（出血量 ×2），術中出血量≧20 mL/kg：輸血
- 術中の指標：尿量 0.5 〜 1 mL/kg/時維持

Check Point

- ✓ 術中では，ショックに似た状態であるため，血管透過性の異常により血管内の水分が血管外へ漏出して**血管内脱水**となる．
- ✓ また，麻酔により末梢血管が拡張し**血管内脱水**へと至る．
- ✓ さらに，開腹手術では臓器の露出などにより**不感蒸泄が増加**する．
- ✓ したがって，循環血液量を確保する細胞外液補充液が中心となる．

A 周術期
3 手術侵襲による内分泌系の変動

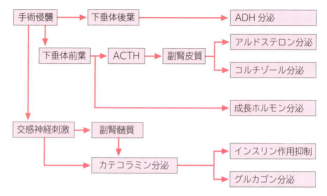

Check Point

- ✓ 手術侵襲における組織損傷,循環血液量の減少,疼痛などの刺激により,内分泌系の変動を生じる.
- ✓ ADH は,術中に分泌亢進が起こり,終了とともに漸減する.
- ✓ アルドステロンはレニン - アンジオテンシン系のほか,K,Na 濃度,ACTH などによっても調節され,循環血漿量を維持している.
- ✓ インスリン,グルカゴンは術中ほとんど変化せず,術後に増加してくる.
- ✓ 術後増加するアドレナリン,コルチゾール,グルカゴン,成長ホルモンなどは,インスリンの作用と拮抗する.

A 周術期
4 術後の体液異常

- 術後の代謝の変動
  - 水・Na の貯留傾向
  - K・窒素の喪失傾向
- サードスペースへの水分の貯留
- 出血による変化
- 腎外性喪失(ドレーン,胃管など)(次項「A5. 消化液の電解質組成」参照)

▶術後輸液の目的

- 循環血液量の維持
- 水分・電解質の補充
- 栄養補給

Check Point

✓ 術前の状態が正常で術後短期間で経口可能となる場合,栄養補給は必要としないため,**喪失した水分と電解質を補給**する.

✓ 術後は異化傾向にあり,ADH,アルドステロンの分泌亢進が起こる.

A 周術期

5 消化液の電解質組成

	電解質（mEq/dL）				分泌量
	Na$^+$	K$^+$	Cl$^-$	HCO$_3$$^-$	（mL/日）
唾液 （pH：6〜7）	10〜15	0〜10	10〜20	10〜15	1,500
胃液 （pH： 1〜3.5）	20〜120	5〜25	90〜160	0〜5	2,500
小腸液 （pH： 7.8〜8.0）	85〜150	2〜8	45〜125	30	3,000
胆汁 （pH：7.8）	120〜160	3〜12	70〜130	30〜50	500
膵液 （pH： 8.0〜8.3）	110〜160	4〜15	30〜80	70〜13	700
下痢	50〜140	20〜40	40〜80	30	

Check Point

- ✓ 腎外性としてドレーンが挿入されて消化管液などの体液が排泄されると，排泄される体液とその量により電解質異常が起こるため，それに応じた輸液を選択する．

A 周術期

6 術後輸液の基本方針

▶基本方針

総輸液量
＝予測尿量＋不感蒸泄量＋発汗＋消化液＋浸出液－代謝水

- 予測尿量＝1.0〜1.5 mL/kg/時
- 不感蒸泄量＝15×体重 kg＋200×(体温℃－36.8) mL
- 発汗量の概算
  軽度：1,000〜1,500 mL/日
  中等度：1,500〜3,000 mL/日
  高度：3,000 mL/日
- 消化液・浸出液＝実測値
- 代謝水＝体重 kg×5 mL

尿量 800〜1,500 mL/日を維持するように輸液量を調節

［野手雅幸，藤田秀春：手術による水分電解質代謝の変化及び輸液法．臨床看護 13：2123-2127，1987 を参考に作成］

Check Point

✓ 術後の水分投与量は成人で 35〜40 mL/kg/日が一般的であるが，水分バランスを考慮しながら身体所見，検査所見などを含め輸液を行う．
✓ 術後 1 週間以上経口摂取不可の場合は栄養輸液を行う．

A 周術期

7 術後栄養輸液の至適投与エネルギー量

術後早期・重症	至適エネルギー量
急性期（72〜96 時間）	20〜25 kcal/kg/日以内
急性期後，同化の時期	35 kcal/kg/日程度

蛋白質：1.2〜1.5 g/kg/日程度
脂肪：総エネルギー量の 20〜30％以内
［ESPEN Guidelines on Enteral Nutrition：Surgery including organ transplantation, Intensive care & others, 2006 より引用］

Check Point

✓ 術後の栄養輸液は Harris-Benedict の式，活動係数，侵襲係数から，あるいは体重換算で算出する．

A 周術期

8 術前栄養療法の基本方針

▶栄養管理の基本

① 絶飲食を避ける
② 過剰栄養を避ける
③ 高血糖を避ける
④ 人工栄養の使用を避ける
⑤ 腸管が使用可能であれば腸管を使う

[谷口英喜ほか:術後早期回復に向けた周術期栄養管理. ICU と CCU **41**(7):419–427, 2017]

消化管を使える状況では,経腸栄養(EN)管理が基本

▶術前栄養介入の適応基準(ESPEN EN ガイドライン)

以下の場合には,手術を 2 週間程度延期して栄養介入を行う適応がある
① 6 ヵ月以内に 10〜15%を超える体重減少が認められる場合
② BMI が 18.5 kg/m^2 に満たない場合
③ 主観的包括的評価が高度栄養障害の場合
④ 肝腎機能異常がなくても,血清アルブミン値が 3.0 g/dL に満たない場合
⑤ 低栄養でなくとも
 1)7 日以上絶食が予測される場合
 2)10 日以上栄養必要量の 60%未満の摂取が予測される場合

▶術前の末梢静脈栄養(PPN)[1,000 kcal 以上では中心静脈栄養(TPN)]の適応

待機的な消化器系の大手術患者において周術期に EN が施行できない場合に PPN が行われるべき状況
〈推奨 B〉
① 低栄養患者では,PN を術前 5〜7 日前より開始し,術後にかけ継続すべきである
② PN は術直後に開始すべきではなく,EN が行えない状態が続く場合に,術後 5〜7 日以降より開始されるべきである
③ 術後 5〜7 日間以内の PN は効果が期待できず,感染などの合併症のリスクが増加するかもしれないので,治療開始から 7 日間以上経ってから,開始されるべきである

Check Point

✓ 消化管を使える状況では,経口摂取,EN といった**腸管を使用した栄養管理が基本**となる.

✓ 「経腸静脈栄養ガイドライン(第 3 版)」によると,頭頸部がんや消化器がんなどの大きな手術を受ける場合,あるいは術前に明らかな低栄養状態の症例で術後も早期経口摂取が不可能な場合は,**術前からの栄養療法が適応**となる.

A 周術期

9 術後栄養療法の基本方針

腸管を使用する栄養療法が第一選択

▶術後の PPN の適応

〈推奨 A〉
　①低栄養患者で EN が実施できない，あるいは EN では不十分な場合
　②少なくとも 7 日間以上の期間，術後の消化器系の障害で EN が施行できない場合
　③術後の人工栄養の適応がある患者で EN に加えて補助的な PN が必要な場合

〈推奨 C〉
　①腸管皮膚瘻などの合併症により EN 単独では必要エネルギー量の 60％に満たない場合
　②良性または悪性腫瘍により部分的な消化管閉塞により EN が実施できない場合
　③消化管の完全閉塞のある患者で誤嚥や腹膜炎により手術を延期すべきでない場合
　④消化機能不全が遷延している患者で PPN により生命維持が可能な場合

▶術後の TPN の適応

　①術前から栄養低下
　②術後 5 週間以上経口摂取および経腸栄養が開始できない

9

病態別輸液・栄養療法
B 糖尿病

　糖尿病の治療では合併症の予防を目的に血糖コントロールが重要であるが，糖尿病性昏睡の治療では輸液療法が中心となる.

B 糖尿病
1 糖尿病でよくみられる病態

- 脱水症
- 低Na血症
- 低・高K血症
- 代謝性アシドーシス
    糖尿病性ケトアシドーシス，乳酸アシドーシス
- 高浸透圧高血糖状態

Check Point

- ✓ **インスリンの欠乏**は高血糖による浸透圧利尿，脂質代謝異常によるケトン体産生などにより脱水，電解質の喪失，ケトアシドーシスなどの**酸塩基平衡異常を生じる**．また，低レニン・低アルドステロン症により高K血症や代謝性アシドーシスを生じる．
- ✓ 糖尿病の治療では合併症の予防を目的に血糖コントロールが重要であるが，**糖尿病性昏睡の治療では輸液療法が中心**となる．

B 糖尿病

2 DMケトアシドーシスと高浸透圧高血糖状態の鑑別

	DMケトアシドーシス（DKA）	高浸透圧高血糖状態
糖尿病の病態	インスリン依存状態	インスリン非依存状態
発症前の既往, 誘因	インスリン注射の中止あるいは減量，インスリン抵抗性の増大，感染，心身ストレス，清涼飲料水の多飲，SGLT2阻害薬の投与	薬剤（副腎皮質ステロイド，利尿薬，高カロリー輸液，SGLT2阻害薬），脱水，感染症，内分泌疾患，心疾患，脳血管障害
発症年齢	若年者（30歳以下）が多い	高齢者が多い
前駆症状	激しい口渇，多飲，多尿，体重減少，重度の全身倦怠感，消化器症状（悪心，嘔吐，腹痛）	明確・特異的でない 倦怠感，頭痛，消化器症状
身体所見	脱水（+++），発汗（-），アセトン臭（+），Kussmaul大呼吸，血圧低下，循環虚脱，頻脈，神経学的所見乏しい	脱水（+++），アセトン臭（-），血圧低下，循環虚脱，頻脈，神経学的所見富む（痙攣，振戦）
検査所見 血糖 ケトン体 HCO₃⁻ pH 浸透圧 Na K Cl FFA BUN/Cr 乳酸	300〜1,000 mg/dL 尿中（+）〜（+++） 血清3 mM以上 8 mEq/L以下 7.3以下 正常〜300 mOsm/L 正常〜軽度低下 軽度上昇，治療後低下 95 mEq/L未満のことが多い 高値 増加 >5 mM（20%程度）	600〜1,500 mg/dL 尿中（-）〜（+） 血清0.5〜2 mM 16 mEq/L以上 7.3〜7.4 320 mOsm/L以上 >150 mEq/L 軽度上昇，治療後低下 正常範囲が多い ときに低値 著明増加 >5 mM（しばしば），血液pH低下に注意

［糖尿病治療ガイド 2018–2019．日本糖尿病学会編．文光堂，東京，p.83，2018を改変］

Check Point

✓ 糖尿病で起こる昏睡には糖尿病性（DM）ケトアシドーシス，高浸透圧高血糖状態，乳酸アシドーシス，低血糖昏睡がある．

✓ 糖尿病性ケトアシドーシス，高浸透圧高血糖状態は代表的な急性合併症である．

✓ 糖尿病性ケトアシドーシスでは，インスリンの絶対的不足と脱水が認められる．

✓ 高浸透圧高血糖状態では高度の脱水とインスリンの相対的な不足がみられる．

B 糖尿病
3 DMケトアシドーシスの治療

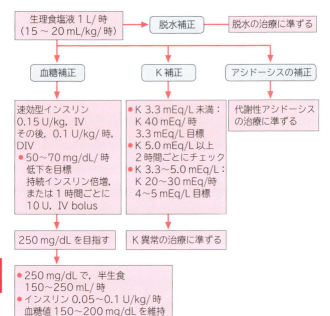

Check Point

- ✓ DMケトアシドーシスの治療は**輸液，インスリンによる脱水，高浸透圧，アシドーシスの補正が中心**となる．
- ✓ 心機能が正常であれば初期1時間は生理食塩液1L/時または15〜20 mL/時で輸液治療を開始する．
- ✓ 血糖管理としてインスリンの投与を行うが，インスリン投与によりケトン体の合成が抑制される．
- ✓ また，電解質管理は重要であるが，インスリン治療によりK, Pはブドウ糖とともに細胞内に移行し血清濃度は低下するため注意が必要である．
- ✓ **急激な浸透圧の低下は脳浮腫を起こすため急激な血糖降下，高浸透圧の是正は避ける**．

B 糖尿病

4 高浸透圧高血糖状態の治療

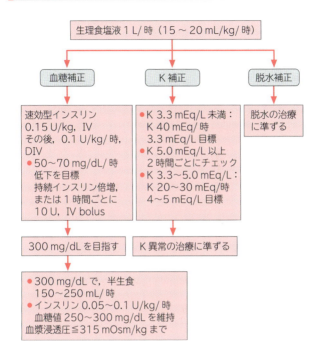

Check Point

- 高浸透圧高血糖状態の治療方針は DKA と同様であるが，**脱水補正が治療の中心**となる．
- 循環血液および細胞外液の増量を行う必要がある．

B 糖尿病
5 乳酸アシドーシスの所見と原因

血中乳酸値＞5.0 mmol/L, 血中HCO_3^-＜20 mEq/L, pH＜7.35, anion gap＞20 mEq/L, 乳酸：ピルビン酸＞20：1

重症低酸素血症，組織循環不全
低血圧（敗血症，脱水，出血，心不全），低酸素血症，一酸化炭素中毒，シアン中毒，高度の貧血，窒息

酸素供給・末梢循環正常
特発性，糖尿病，悪性腫瘍，先天性代謝疾患，肝不全，SIRS，ビタミンB_1欠乏，薬剤（ビグアナイド，エタノール，メタノール，サリチル酸，アセトアミノフェン，イソニアジド，テオフィリン，ラクツロース，抗ウイルス薬，エチレングリコール，ソルビトール，フルクトース，キシリトール，プロピレングリコール，ナイアシン）

Check Point

- ✓ 乳酸アシドーシスは，重度の組織循環不全で嫌気性代謝が亢進し乳酸が蓄積して起こる．
- ✓ 全身状態が悪い場合に起こることが多い．
- ✓ 原因として，組織への酸素供給が不足した重症低酸素血症，組織循環不全と，糖尿病，肝不全，薬剤など酸素供給，末梢循環は正常な状態で生じるものとに分けられる．
- ✓ 糖尿病では乳酸アシドーシスを発症しやすい．
- ✓ **高カロリー輸液による乳酸アシドーシス**があるが，**急激なブドウ糖の負荷によりビタミンB_1が欠乏**することにより起こる．

B 糖尿病
6 乳酸アシドーシスとビタミン B₁

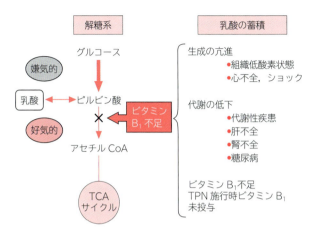

Check Point

- ✓ 乳酸アシドーシスは，乳酸の産生過剰，乳酸の代謝障害など乳酸の蓄積で生じる．
- ✓ 乳酸産生亢進は，組織低酸素によって起こることが多く，重症心不全，脱水，高度貧血，呼吸不全が原因となる．
- ✓ 糖尿病では末梢での酸素供給不足，筋組織でのピルビン酸脱水素酵素活性の低下による乳酸代謝の低下，インスリン不足による遊離脂肪酸やケトン体の増加で乳酸の利用低下が起こり乳酸が蓄積する．
- ✓ 高カロリー輸液による乳酸アシドーシスは，ブドウ糖（グルコース）負荷によりビタミン B₁ が欠乏することで起こる．
- ✓ ビタミン B₁ が欠乏するとアセチル CoA が合成されず，TCA 回路への反応が進まずピルビン酸から乳酸への反応が促進されて乳酸の蓄積が起こる．

B 糖尿病
7 乳酸アシドーシスの治療

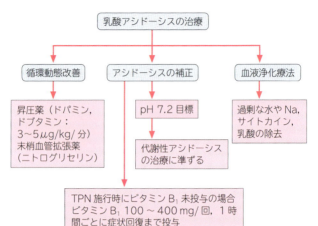

Check Point

- ✓ 乳酸アシドーシスでは，基礎疾患の診断と治療が重要である．
- ✓ 病態の改善目的で循環動態の是正，アシドーシスの補正を行い，血行動態の改善をはかり末梢循環不全を改善させる．
- ✓ アシドーシスの補正は代謝性アシドーシスの治療に準じるが，重炭酸の投与が末梢での乳酸産生増加，肝臓での乳酸処理抑制，呼吸抑制などを起こすことを考慮して，重炭酸の投与は緊急時に行うことが望ましい．

B　糖尿病

8 糖尿病の栄養療法

総エネルギー投与量基準：25〜30 kcal/kg（現体重），侵襲の程度に応じて調整 ＊過体重では標準体重（[身長（m）]^2×22）		
炭水化物	総エネルギー投与量の55〜65％以下 最低 130 g/日以上	過度の減量はケトーシス，微量栄養素など他の栄養素の欠乏の可能性がある ブドウ糖を選択（フルクトース，キシリトールは乳酸アシドーシスが生じやすい）
蛋白質	1.0〜1.2 g/kg あるいは総エネルギー量の15〜20％，侵襲の程度に応じて調整	糖尿病性腎症では 初期：0.8〜1.0 g/kg 進行期：0.6〜0.8 g/kg 維持透析導入後：1.0〜1.2 g/kg
脂肪	総エネルギー量の25％以下	不飽和脂肪酸・トランス脂肪酸：総カロリーの7％未満 トランス脂肪酸：最小限 コレステロール量：200 mg/日以下 n-3 系多価不飽和脂肪酸・一価不飽和脂肪酸：十分に摂取
食物繊維	目標：14 g/1,000 kcal	血糖コントロールに有効
ビタミン・ミネラル	欠乏症があれば追加投与	

▶血糖管理目標

病態	目標血糖値	備考
重症疾患	150 mg/dL 未満（少なくとも180 mg/dL 以下）	必要時には速効型インスリンの静脈内持続投与 ＊インスリン投与量が安定するまでは1〜2時間ごとに，安定した後は4〜6時間ごとに血糖値を測定し，インスリン投与量を調整
急性期	食前 140 mg/dL 未満，随時 180 mg/dL 未満	
慢性期	空腹時血糖値： 　　70〜100 mg/dL 食後2時間値： 　　80〜140 mg/dL HbA1c：6.5％未満	

経静脈栄養療法における血糖コントロール
　ブドウ糖 5〜10 g に速効型インスリン 1 単位，輸液に混注投与

9

病態別輸液・栄養療法

C 心不全

C 心不全

1 心不全における代償機構

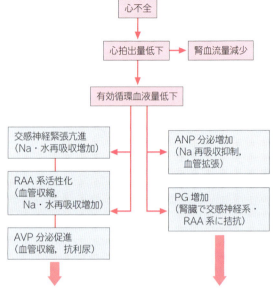

水・Na 貯留，血管収縮作用　＞　水・Na 排泄，血管拡張作用

RAA：レニン-アンジオテンシン-アルドステロン，AVP：アルギニン-バソプレシン，ANP：心房性 Na 利尿ペプチド，PG：プロスタグランジン

Check Point

- ✓ 心拍出量の低下は，腎血流量の減少，有効循環血液量の低下を介して，腎血行動態の変化，交感神経系，レニン-アンジオテンシン-アルドステロン（RAA）系，アルギニン-バソプレシン（AVP）分泌などを亢進し，有効循環血液量を維持するように働いている．
- ✓ 心不全においては，代償機構，重症度などにより種々の水・電解質異常を生じるため，それぞれの病態に応じた治療を行う．

C 心不全
2 心不全における酸塩基平衡

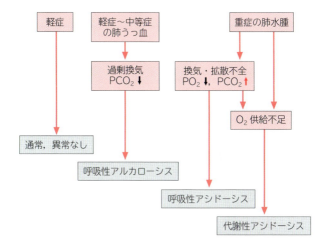

Check Point

- 心不全では特徴的な酸塩基平衡は異常がなく，重症度や治療薬剤などにより種々の状態を生じる．そのため，それぞれの病態に応じた適切な治療を行う．

C 心不全

3 心不全の病態と治療薬の位置づけ

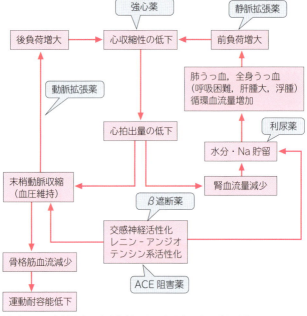

[木全心一:内科治療の治療指針.心不全治療,矢崎義雄監修,メディカルレビュー社,東京,p.284,1997を参考に作成]

Check Point

- 心不全は,心臓の機能不全により体組織の要求に応じた血液を供給できない状態である.
- 心拍出量は,心収縮力,前負荷,後負荷,心拍数により規定され,拍出量の低下を代償するように心拡張や肥大が起こる.
- 末梢では,腎血行動態の変化,交感神経系,RAA系,AVP分泌などを亢進し有効循環血液量を維持するように働いている.

C 心不全

4 Forrester 分類による血行動態分類と治療方針

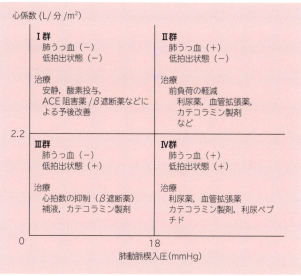

[ACC/AHA 2005 Chronic Heart Failure Guidline Update を参考に作成]

Check Point

- 急性心不全では，肺うっ血の有無，末梢循環不全の有無を判定し重症度の判断を行い，早期に適切な治療を行う．

C 心不全

5 心不全の病態に応じた輸液療法

▶Forrester 分類

I 群	II 群
積極的な輸液療法の適応はない	脱水防止のため開始液や維持液 維持輸液量： 　推定1日尿量*＋不感蒸泄 　（10〜15 mL/kg） 　＊最低 1 mL/kg/ 時 　　（over volume に注意）
III 群	IV 群
循環血液量を増やす 生理食塩液・細胞外液補充液 アルブミン，デキストラン考慮	水分制限，Na 制限 脱水を避けた最低限の維持輸液量

Check Point

- ✓ 心不全における輸液療法は，体液量（うっ血の程度）と心機能を評価して行う．
- ✓ III群においては左室前負荷の減少が主に考えられるため，輸液により心拍出量の増加を目指す．
- ✓ 心不全の輸液療法ではin-outバランスのチェックを行う．
- ✓ 体液過剰の心不全への初期輸液は，「5％ブドウ糖液20〜40 mL/時」．

C 心不全

6 急性心不全の主な治療薬

▶急性心不全の急性期に静脈投与する薬剤

分類	薬品名	用法	備考
鎮静薬	モルヒネ塩酸塩	5〜10 mg を希釈して 2〜5 mg を 3 分かけて静注	低血圧，徐脈，高度房室ブロックも合併では禁忌 脳内出血例，意識低下例，気管支喘息例，COPD 例には原則投与しない
利尿薬	フロセミド	10〜120 mg を 1 回静注もしくは 1〜2 mg/時で開始し，1〜5 mg/時で持続投与	低血圧（収縮期血圧 90 mmHg 未満），低 Na 血症，低アルブミン血症，アシドーシスの合併では反応不良
	カンレノ酸 K	1 回 100〜200 mg を 10〜20 mL に溶解して緩徐に静注．漫然と長期にわたって投与せず，600 mg/日を越えない	
	トルバプタン	15 mg/回/日	他の利尿薬に対し抵抗性の認められる心不全症例において使用（低 Na 性心不全患者がよい対象）
血管拡張薬	ニトログリセリン	0.5〜10 μg/kg/分で開始し，持続投与	耐性に注意
	硝酸イソソルビド	1〜8 mg/時で開始し，持続投与	耐性に注意
	ニコランジル	0.05〜0.2 mg/kg/時で開始し，持続投与	薬剤耐性と過度な降圧をきたしにくい
	カルペリチド（心房性 Na 利尿ペプチド）	0.0125〜0.05 μg/kg/分で開始し，0.2 μg/kg/分までの用量で持続投与	非代償性心不全患者では有効性が高い 重篤な低血圧，心原性ショック，急性右室梗塞患者，脱水症では禁忌
	ミルリノン（PDE Ⅲ 阻害薬）	0.05〜0.25 μg/kg/分で開始し，0.05〜0.75 μg/kg/分で持続投与	必要最少量を最短期間で使用 血圧低下や不整脈の出現に注意
	オルプリノン（PDE Ⅲ 阻害薬）	0.05〜0.2 μg/kg/分で開始し，0.05〜0.5 μg/kg/分で持続投与	
	コルホルシンダロパート（アデニル酸シクラーゼ賦活薬）	0.1〜0.25 μg/kg/分で開始し，持続投与	効果発現が PDE 阻害薬にくらべ遅い 心拍数増加が大きい催不整脈性などに留意
強心薬・昇圧薬	ドパミン（カテコラミン）	0.5〜5 μg/kg/分で開始，0.5〜20 μg/kg/分で持続投与	中止時は漸減し，最少量・最短期間を心がける
	ドブタミン（カテコラミン）	0.5〜5 μg/kg/分で開始，0.5〜20 μg/kg/分で持続投与	中止時は漸減し，最少量・最短期間を心がける
	ノルアドレナリン（カテコラミン）	0.03〜0.3 μg/kg/分で開始し，持続投与	敗血症性ショックではよい適応 強心薬として単独使用は控え，できるだけ少量を短期間用いる
	ジゴキシン	0.125〜0.25 mg を緩徐に静注	心房細動など頻脈誘発性心不全に対して適応 急性心筋梗塞や心筋炎による急性心不全への投与は推奨できない

197

C 心不全

7 心不全の栄養療法

栄養障害を伴う慢性心不全は栄養管理が必要
＜高度の低栄養状態に陥る前から栄養管理を開始＞

▶栄養アセスメントの注意点

- 心不全の進行に伴い消費エネルギー量が増加，栄養障害進行
- AC・AMC・TSF は比較的心不全の程度に影響されにくい
- 通常用いられる栄養アセスメント指標（体重や血清蛋白値など）は心不全の病態に影響される

▶栄養療法の選択

- 心臓悪液質症例
  ⇒経腸栄養法
   濃縮タイプ（1.5～2.0 kcal/mL）
   の経腸栄養剤
   消化態栄養剤や成分栄養剤
- 腸管機能障害や循環動態が不安定な状態
  ⇒静脈栄養を中心
- ビタミン B_1 やセレン欠乏症に注意

Check Point

- ✓ 心不全は，通常の栄養障害だけでなく，心臓悪液質に陥り，異化を亢進させて栄養障害を進行させる可能性がある．
- ✓ ビタミン B_1 やセレン欠乏症は慢性心不全の増悪因子となるので，欠乏に注意する．

9

病態別輸液・栄養療法
D 脳血管障害

D　脳血管障害

1 脳血管障害の栄養管理の特徴

▶栄養管理の目的

- 現存する低栄養の治療
- 低栄養の発症予防

▶脳血管障害の栄養管理の特徴

- 機能障害（意識障害，嚥下障害，運動麻痺など）が栄養状態悪化につながる
- 複数の併存疾患（高血圧，糖尿病，脂質代謝異常，肥満，加齢，喫煙）を抱える高齢者が多い
- 投与ルートおよび投与量の経時的な変化
    嚥下障害合併などで投与ルートが変化
    運動量の変化により投与量が変化

［片多史明：脳血管障害. 日静脈経腸栄養誌**27**（2）：63–67, 2012 を参考に作成］

Check Point

- ✓ 脳血管障害における栄養管理の目的は，現在の低栄養状態の改善と今後低栄養状態となる可能性のある患者に対する発症予防である.
- ✓ 栄養管理としては，患者がかかえる機能障害（嚥下障害，運動麻痺など）や併存疾患（高血圧，糖尿病など）を考慮して投与ルートや投与量を調整する必要がある.

D 脳血管障害

2 脳血管障害急性期の栄養投与ルートの選択

病期に合わせた経腸栄養を実施
半消化態栄養剤を第一選択

		栄養障害	
		あり	なし
嚥下障害	あり	経鼻胃管	食事形態・粘度調整→無効なら経鼻胃管
	なし	経口補助食品の併用→無効なら経鼻胃管	経口摂取，定期的な栄養アセスメントで経過観察

［片多史明：脳血管障害. 日静脈経腸栄養誌 27（2）：65, 2012 より引用］

- 4～6 週間以上経腸栄養を必要とする場合：経皮内視鏡的胃瘻造設術（PEG）を実施
- 投与栄養量，蛋白質量，水分量は，脳血管障害の病期や併存疾患，合併症を考慮して決定
- 通常は 1 kcal/mL の製剤を使用，栄養剤の水分量は，体積の 75～80%
- 成分栄養剤・消化態栄養剤の長期投与では，経静脈的な脂肪乳剤を投与し必須脂肪酸欠乏を予防

［片多史明：脳血管障害. 日静脈経腸栄養誌 27（2）：63–67, 2012 を参考に作成］

Check Point ★★

✓ 経腸栄養が早期に開始できない，十分なエネルギー投与に時間がかかる，などの場合は静脈栄養を併用する．

D 脳血管障害

3 脳血管障害の栄養療法

▶投与蛋白質量の目安

病態	蛋白質量	注意点
積極的なリハビリ，褥瘡合併	1.2〜1.5 g/kg/日	栄養剤投与開始時/投与蛋白質量変更時から1週間程度は，蛋白質過剰負荷に注意（血清尿素窒素，血清クレアチニン，血中アンモニアなどモニターする）
慢性腎疾患合併	0.6〜0.8 g/kg/日	

[片多史明：脳血管障害. 日静脈経腸栄養誌 27(2)：65, 2012 を参考に作成]

Check Point

- ✓ 脳血管障害における補充される蛋白質の量は，リハビリテーションの段階，褥瘡の有無，腎機能の程度を考慮して調整する．
- ✓ 非蛋白質（糖質，脂質）のカロリーが十分投与されていることが必要である．

9

病態別輸液・栄養療法
E 腎不全

E 腎不全

1 急性腎不全の主な原因と病態

腎前性腎不全	循環血漿量の減少	出血, 熱傷, 嘔吐, 下痢, 利尿薬, 副腎不全, 急性膵炎, ネフローゼ症候群, 肝硬変
	心拍出量の減少	心筋梗塞, 心不全, 肺梗塞, 不整脈
	急激な血圧低下	敗血症, 降圧薬, 肺性心
	腎内血管の攣縮（腎内循環の変化）	非ステロイド系消炎薬, 肝腎症候群
腎性腎不全	腎内血管病変	血管炎, 悪性高血圧, 溶血性尿毒症症候群, 進行性硬化症, 播種性血管内凝固症候群（DIC）
	糸球体病変	急性糸球体腎炎, 急速進行性腎炎, 感染性病巣腎炎
	急性間質性腎炎	薬物性間質性腎炎（抗菌薬, 非ステロイド系消炎薬など）, 敗血症など
	急性尿細管壊死	虚血（腎前性の遅延）, 腎毒性物質（シスプラチン, 抗菌薬, パラコートなど）, 異型輸血, 横紋筋融解症, 高尿酸血症
腎後性腎不全	両側尿管ないし尿道の狭窄および閉塞	尿路結石, 前立腺疾患, 尿路系悪性腫瘍, 他臓器腫瘍の浸潤, 後腹膜線維症

Check Point

✓ 急性腎不全の原因は, 腎血流量の減少による腎前性腎不全, 腎実質に障害がある腎性腎不全, 腎臓以降の尿排泄による腎後性腎不全に分けられる.

E 腎不全

2 急性腎不全の鑑別と輸液療法

	腎前性急性腎不全	腎性急性腎不全
尿所見	尿所見変化は軽微	蛋白尿, 血尿
尿比重	>1.020	<1.010
尿浸透圧	>500 mOm/L	<350 mOm/L
尿 Cr/血清 Cr	>40	<20
尿 BUN/血清 BUN	>20	<20
尿 Na 濃度	<20 mEq/L	>40 mEq/L
身体所見	体重減少, 血圧低下, 頻脈, 静脈虚脱, 乏尿	
治療	循環血漿量の是正：細胞外液補充液 急性出血：生理食塩液 消化管喪失：0.45% 生理食塩液から開始 1 日輸液量＝予想欠乏量の 1/3〜1/2＋維持量 (尿量＋不感蒸泄 800 mL (15 mL/kg) ＋便 200 mL−代謝水 300 mL (5 mL/kg) ＋腎外喪失量 (ドレーンなど), ただし経口摂取があれば, それを差し引く)	体液・電解質異常の補正と維持, 酸塩基平衡の是正, 栄養補給 非乏尿性で輸液負荷や利尿薬によって尿量が増加する場合：尿量を確保しつつ in-out バランスを考えた輸液 乏尿性の場合：血液浄化法と輸液併用
注意点	循環血漿量の回復で速やかに改善 著明な低 K 血症でなければ K 補充の必要はない 血清 K 濃度上昇, 代謝性アシドーシスの合併に注意	欠乏量は数日かけて補充 心不全に注意 短期の輸液では蛋白質, K, Ca, P, ビタミンの補充の必要はない

［辻 尚子ほか：急性腎不全患者への輸液法. Medical Practice 32（臨増）：239-240, 2015 より引用］

Check Point

- ✓ 急性腎不全は, 低血圧, 脱水, 感染症, 薬剤投与などがきっかけとなることが多いが, **輸液による細胞外液の増加は急性腎不全の発症を予防**する.
- ✓ **腎前性急性腎不全**は, **循環血液量の回復**により速やかに改善する.
- ✓ **腎性腎不全**では, **欠乏量の補充と欠乏を進行させないための維持輸液**で行う.
- ✓ 短期間で補充を行うと過剰となるためゆっくり行う.
- ✓ 水分は不感蒸泄と尿量, 腎外性に喪失する水分を補う.

E 腎不全
3 透析患者の水電解質代謝の特徴

① 腎機能低下に伴う尿量減少,長期維持血液透析患者ではほぼ無尿

⬇

水分過剰,溢水,高血圧

② ビタミン D 活性低下

⬇

低 Ca 血症

③ 腎臓からの K・P の排泄低下

⬇

高 K 血症・高 P 血症

Check Point

✓ 透析患者では,尿量減少,K, P の体内への蓄積,Na の排泄低下とそれによる水分貯留,高血圧,ビタミン D 活性低下による低 Ca 血症などを呈することが多い.

E 腎不全
4 透析患者で輸液が必要となる状況

①下痢,嘔吐,発熱などによる脱水時の水分,電解質補充
②吐血,下血,誤嚥,閉塞性黄疸,腸閉塞などで絶食が必要な際の水分,栄養補充
③抗微生物薬の点滴静注
④検査,手術時などの絶食時の水分補充,緊急輸液に備えてのライン確保
⑤脳卒中時の脳保護薬,脳圧亢進を下げる薬物,抗血小板薬の点滴静注

Check Point

✓ 透析患者では,極端な摂食低下,絶飲食,高度の下痢や嘔吐,循環血液量の低下(敗血症性ショックなど)の場合に輸液が必要となる.

E 腎不全
5 透析患者の水分バランス

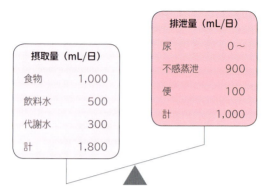

摂取量（mL/日）

食物	1,000
飲料水	500
代謝水	300
計	1,800

排泄量（mL/日）

尿	0〜
不感蒸泄	900
便	100
計	1,000

Check Point

- 透析患者では，1日の水分バランスが正常成人と異なり約800 mLの**水分過剰**となっている．

E 腎不全
6 透析患者の輸液療法の基本方針

溢水，高血圧の予防のため総輸液量を抑え，残存尿量に応じて増減する

		透析間の体重増加が同程度になる量	
総輸液量 (mL/日)	絶飲食時	1,800－300 ＋尿量	発熱時：＋500 発汗時：＋500〜1,000 下痢時：＋500〜1,500
	絶食時	1,800－300 －500＋尿量	
	飲食可	尿量＋最小量	
Na 投与量	NaCl 3〜5 g 相当		追加 下痢時：30〜120 mEq/L 嘔吐時：5〜100 mEq/L

[本間寿美子ほか：透析患者の輸液療法．Medical Practice 23(臨増)：283–286，2006 を参考に作成]

Check Point

- ✓ 透析患者特有の水・電解質異常を考慮して輸液療法を行う必要がある．
- ✓ 輸液量は，体重，尿量，脱水，発熱，下痢などの病態によって調節する．
- ✓ 基本的には**透析間の体重増加を通常と同程度に維持する**ように調節する．
- ✓ 腹膜透析（CAPD）では総輸液量は血液透析患者よりも少なめにしておく．腹膜透析液には K がまったく含まれないため，絶食の場合は K を補充する必要がある．

E 腎不全
7 透析患者における輸液療法のモニター項目

理学所見	血液所見
体重,尿量,飲水量,便通,皮膚の turgor,浮腫,血圧	Hb, Ht, TP, Alb, Na, K, Cl, Ca, P, CRP, hANP

Check Point

- ✓ 透析患者に輸液療法施行中は,理学所見,血液所見を定期的にモニターする必要がある.
- ✓ 体重,尿量,飲水量は,輸液量の評価に重要で,適切な輸液療法に反映させる.

E 腎不全

8 腎不全の栄養療法

▶腎不全の病態

①急性腎不全(acute renal failure：ARF)，あるいは急性腎障害(AKI)
②慢性腎不全(chronic renal failure：CRF)，あるいは stage Ⅲ-Ⅴの慢性腎臓病(CKD)
③持続血液浄化療法を含む血液透析を受けている患者
④腹膜透析(CAPD)を受けている患者

▶慢性腎臓病（CKD）や急性腎障害（AKI）の病態

①血清アルブミンやトランスサイレチン，コレステロールの低値
②食事摂取量減少を伴う体重の減少
③筋肉量の減少

Check Point

✓ 慢性腎不全（CKD）や急性腎不全（AKI）では体蛋白の低下が認められる．
✓ その病態に応じた栄養療法を考慮する．

E 腎不全
9 腎不全の代謝への影響

▶急性腎不全（ARF）で生じる代謝異常

- 蛋白異化
- アミノ酸代謝の変化
- インスリン抵抗性の増大
- 脂質代謝の低下
- 抗酸化システムの停滞
- 炎症前駆物質の誘導
- 免疫低下　　　　　　　　　など

▶慢性腎不全（CRF）（CKD の stage ⅢおよびⅣ）が栄養代謝に与える影響

- インスリン抵抗性
- 脂質代謝異常
- 代謝性アシドーシス
- 低 Ca 血症
- 低 P 血症
- 二次性副甲状腺機能亢進症
- ビタミン D_3 活性化障害
- 高 K 血症
- 腎性貧血
- 慢性炎症反応
- 急性疾患合併時の蛋白異化亢進　　　　　　など

Check Point

✓ 腎不全患者ではさまざまな代謝異常が生じているため，それらを考慮した栄養管理を行う．

E 腎不全

10 腎不全患者に対する至適栄養投与量

病態	総エネルギー量など
ARF	基礎疾患や併存する臓器障害を考慮して栄養投与量を決定 〈蛋白質〉 高蛋白質負荷：1.5 g/kg/日（1.4〜1.8）
標準体重±10％程度にある安定したCRF	30〜35 kcal/kg/日以上 〈蛋白質〉 腎不全の進行度に応じて制限
血液透析およびCAPD	35 kcal/kg/日 〈蛋白質〉 血液透析患者：1.0〜1.2 g/kg/日 CAPD患者：1.1〜1.3 g/kg/日

Check Point

✓ 腎不全患者では，それぞれの病態により栄養障害が異なるため，病態に応じた栄養投与量を設定する．

E 腎不全

11 腎不全患者に対する投与ルート

病態	投与ルートなど	栄養剤など
合併症のない ARF	経口・経腸栄養が第一選択	症例ごとに病態別経腸栄養剤と標準型経腸栄養剤を使い分ける
重症病態に伴う ARF	可能な限り経腸栄養 消化管機能障害や消化管出血のリスクの増大を考慮	
持続血液浄化療法を必要とする ARF	経腸栄養で推奨摂取量を満たすことはむずかしく，静脈栄養の併用を考慮	
CRF	第一選択は経腸栄養 経口摂取が不十分な場合，経管栄養の適応	蛋白質制限を考慮した病態別経腸栄養剤
血液透析患者	経管栄養 経口的栄養補助（ONS）は栄養状態の改善に有効 経口摂取が不十分な場合，透析中の経静脈的栄養補充療法（IDPN）が有効	標準組成の経腸栄養剤
CAPD	ONS による経口摂取補助が有効 PEG 禁忌（腹膜炎の合併率が高まる）	

PEG：経皮内視鏡的胃瘻造設術

Check Point

✓ 腎不全における栄養投与ルートおよび栄養剤は，病態を考慮して選択するが基本的に経腸栄養である．

E 腎不全

12 腎不全に対する静脈栄養

ARF	基本的には通常組成の静脈栄養製剤 症例ごとに適切な栄養組成	輸液量の過剰，電解質異常，ビタミンAの蓄積，ビタミンCの過剰投与に注意
CRF	腎不全用アミノ酸製剤を使用	
血液透析	アミノ酸に糖質・脂質を加えて投与 腎不全用アミノ酸製剤	IDPNの合併症（高血糖，IDPN後の反応性低血糖，輸液過剰による心不全など）に注意

Check Point

✓ 腎不全の病態により静脈栄養療法の留意点は異なるため，病態の把握に努める．

9

病態別輸液・栄養療法
F 呼吸不全

F 呼吸不全

1 呼吸不全を呈する代表的疾患

	Ⅰ型（動脈血炭酸ガス分圧：$PCO_2 \leqq 45$ Torr）	Ⅱ型（動脈血炭酸ガス分圧：$PCO_2 > 45$ Torr）（肺胞低換気）
急性呼吸不全	急性呼吸促迫症候群（ARDS）肺炎，気胸，肺血栓塞栓症，うっ血性心不全	重症喘息発作急性薬物中毒
慢性呼吸不全	肺線維症，神経筋疾患（重症筋無力症，筋萎縮性側索硬化症など）	慢性閉塞性肺疾患（COPD），肺結核後遺症，右心不全

［田下浩之ほか：呼吸不全患者の輸液療法．Medical Practice **32**（臨増）：270–274，2015 を参考に作成］

Check Point

- ✓ 呼吸不全による低酸素血症は，水分・Na の貯留，乳酸産生に伴う代謝性アシドーシスなどが起こりうる．
- ✓ 高炭酸ガス血症を伴う慢性呼吸不全では，呼吸性アシドーシス，低 Cl 血症，低 K 血症，代謝性アルカローシスが起こりうる．
- ✓ 呼吸不全における輸液療法は，体液・電解質異常，栄養の維持，緊急的な治療で適応となる．
- ✓ 慢性閉塞性肺疾患（COPD）のような慢性呼吸不全では，塩分制限，水分制限，利尿薬など循環血液量の管理が必要である．
- ✓ 輸液量は，浮腫の有無，体重変化，水分バランス，血圧，脈拍数，体温，尿浸透圧などを指標により調節する．

9

病態別輸液・栄養療法

F 呼吸不全
2 COPDの栄養障害

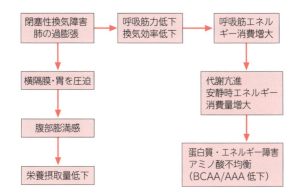

Check Point

- 栄養障害の程度は，肺機能，呼吸筋力，感染防御能，運動能と関連する．

F 呼吸不全
3 COPDの栄養療法

安定期のCOPD患者では緩徐に進行するマラスムス型栄養障害の形をとることが多い

▶栄養評価
- 身体計測値（体重, BMI, AMC）を重視
- 血清アルブミンの低下を示さないことが多い

▶栄養療法の適応
- ％IBW 90％未満（脂肪量の減少主体）
〈絶対的な適応〉
- ％IBW 80％未満, 進行性の体重減少を認める

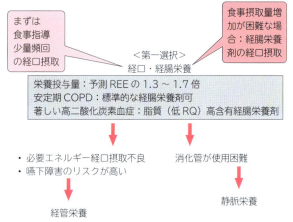

REE：安静時エネルギー消費量, RQ：respiratory quotient（呼吸商）

Check Point

✓ マラスムス型栄養障害は，エネルギー欠乏が主体となって起こる栄養障害で，著明な体重減少などがみられる．

✓ 標準的な経腸栄養剤は，高い呼吸商（RQ）から換気需要を呼び起こし，呼吸器系の負担となる可能性がある．

F 呼吸不全

4 呼吸商（RQ）

【炭酸ガス産生量/酸素消費量】
0.7～1.0：正常
1.0 以上：過剰摂取
0.7 以下：飢餓状態

糖質　：1.0
蛋白質：0.8
脂肪　：0.7

Check Point

- 呼吸商（RQ）とは，エネルギーを得るために消費された酸素（O_2）量とそれにより産生された二酸化炭素（CO_2）量の比である．
- 過剰な栄養投与では，CO_2 の産生量が増加し換気の負担となる．
- 脂肪は，三大栄養素のなかで呼吸商が最も低値で CO_2 の産生量が抑えられる．
- 脂肪は，慢性呼吸不全において好ましい栄養素であるが，20～30％にとどめる．

9

病態別輸液・栄養療法
G 肝疾患

G 肝疾患

1 肝疾患の輸液療法

▶急性肝不全の輸液療法

水分	血圧，尿量（1 mL/kg/時を目標）を指標に水分バランスを考慮した量
糖質	800〜1,200 kcal（15 kcal/kg）
アミノ酸	原則投与しない
脂肪	原則投与しない
凝固因子	プロトロンビン（PT）活性≧40％を目標に新鮮凍結血漿の投与

▶慢性肝不全の輸液療法

水・電解質異常：塩分制限（5 g/日以下），水分制限（1,000 mL/日以下）

Check Point

- ✓ 慢性肝炎，肝硬変では経口摂取が十分可能であれば通常，輸液療法は必要としない．

G 肝疾患
2 肝硬変における水・電解質異常

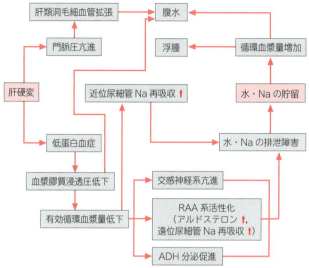

[前波輝彦：肝硬変．Medicina **34**(5)：810-812, 1997 を参考に作成]

Check Point

- 肝硬変では**体内への水・Na の貯留**より浮腫，腹水を生じる．
- 線維増生による門脈圧，類洞内静水圧の上昇，低アルブミン血症による膠質浸透圧の低下，加えて高アルドステロン血症などによる**腎臓での水・Na の再吸収亢進**が腹水・浮腫につながる．
- 腹水の治療としては**塩分制限，利尿薬投与**，低アルブミン血症では**アルブミン製剤**の投与を行う．

G 肝疾患
3 肝硬変で頻度の高い電解質・酸塩基平衡異常

- 低 Na 血症 ・・・・・・・・・・・・・・ 水・Na 排泄障害による希釈性低 Na 血症
- 低 K 血症 ・・・・・・・・・・・・・・・ 体内 K 減少，水の貯留
- 呼吸性アルカローシス ・・・ 低酸素血症による
- 代謝性アシドーシス ・・・・・ 尿細管性アシドーシス（RTA）

Check Point

✓ 肝硬変では，細胞外液量の増加と循環血漿量の減少が特徴で，輸液管理としては Na 制限，抗アルドステロン薬やループ利尿薬による水分の排泄促進が原則となる．

G 肝疾患

4 急性肝不全・劇症肝炎における栄養障害

エネルギー代謝の亢進による安静時エネルギー必要量増加（20〜25％）

	急性肝不全	劇症肝炎
糖代謝	グルコース利用率低下：正常の半分程度 ＊インスリン抵抗性に伴う血中インスリン濃度の上昇，C-ペプチド濃度および血中グルカゴン濃度の上昇	重症（広範に肝細胞壊死がみられる）低血糖 ＊肝グリコーゲン量の減少と糖新生系の破綻
脂質代謝	血中遊離脂肪酸濃度の低下とケトン体濃度の著しい低下	
アミノ酸代謝	血中アミノ酸濃度の上昇（3〜4倍），相対的分岐鎖アミノ酸（BCAA）濃度の低下，相対的トリプトファン，芳香族アミノ酸，含硫アミノ酸濃度の上昇	

Check Point

- 肝臓は，代謝を担っており，糖質，蛋白質，脂質，アルコール，薬物の代謝，胆汁の合成・分泌を行っている．
- 肝機能が低下すると，糖代謝，アミノ酸・蛋白質代謝異常を生じ低栄養状態となる．
- 肝不全では内因性脂質の分解亢進が起こっており，飢餓状態に近いとされ，肝硬変では低蛋白血症がみられる蛋白エネルギー低栄養状態である．
- 急性肝不全になるとさまざまな代謝障害を呈し，結果として**急速に栄養障害が進行**するため，積極的な栄養療法による介入が必要である．
- 肝硬変でのアミノ酸・蛋白質代謝異常では，蛋白合成能低下とともに骨格筋での蛋白異化の亢進があり体蛋白が減少し，窒素平衡が負になりやすい．
- 肝硬変での糖代謝異常では，肝臓での糖摂取低下，グリコーゲン蓄積低下，インスリン抵抗性による末梢組織での糖利用の低下がみられる．

G 肝疾患

5 肝疾患における栄養療法の注意点

肝硬変	蛋白質 1.2 g/kg/日を目安
劇症肝炎などに伴う肝性脳症の急性期	蛋白質制限
栄養障害を伴う肝性脳症	漫然と蛋白質制限は行わない
慢性肝疾患	ビタミン B_1 および Zn などの微量栄養素の低下に注意してアセスメントする
胆管閉塞を伴う慢性肝疾患	脂溶性ビタミンの吸収障害に注意

Check Point

- 肝硬変では，肝グリコーゲンの減少により体蛋白の崩壊や体脂肪の分解が起こるため，蛋白質を投与する．
- 肝性脳症の原因は，肝不全による脳内アンモニアとグルタミン濃度の上昇であり，もととなる蛋白質の摂取制限が必要である．
- 慢性肝疾患患者では，Zn，Se の欠乏が報告されている．
- 肝疾患患者では，栄養状態，蛋白質必要量，肝性脳症の有無などを考慮して栄養療法を設定する．

G 肝疾患

6 肝硬変の栄養療法

	経腸栄養	経静脈栄養
適応	適切な栄養指導を行っても患者が経口必要摂取量を満たさない場合	経口・経腸栄養で必要量を満たせない中等度ないし重症低栄養患者
ルート	経口的に経腸栄養剤を投与または経管栄養 ＊PEGの留置は合併症のリスクが高いため推奨しない	• 12時間以上絶食：ブドウ糖（2～3 g/kg/日）を静脈投与. • 絶食72時間以上：TPN
栄養組成	• 熱量：35～40 kcal/kg/日 • 蛋白質：1.2～1.5 g/kg/日 • 一般的な蛋白質組成 • 腹水症例では高蛋白質・高エネルギーの組成 • 経腸栄養施行中に肝性脳症を発症した場合：BCAA高含有組成の製剤	• 熱量：安静時エネルギー消費量×1.3 • アミノ酸：1.2～1.5 g/kg/日 • 脳症II度以下：標準組成のアミノ酸製剤 • 脳症III～IV度：BCAA高含有でAAAやメチオニン, トリプトファンの少ない輸液剤 • 非窒素エネルギーの40～50%の脂肪乳剤（n-6系不飽和脂肪酸主体） • 水溶性ビタミンや微量元素：静脈栄養初日から連日投与 • アルコール性肝疾患ではウェルニッケ脳症を予防するために, ブドウ糖投与の前にビタミンB_1を投与.

［遠藤龍人ほか：肝硬変の栄養ガイドライン. 臨床栄養 **128**（7）：893–899, 2016, ESPEN Guidelines on Enteral Nutrition：Surgery including organ transplantation, Intensive care & others, 2006, ESPEN Guidelines on ESPEN Guidelines on Parenteral Nutrition : geriatrics, 2009 を参考に作成］

G 肝疾患
7 肝硬変の栄養療法のアルゴリズム

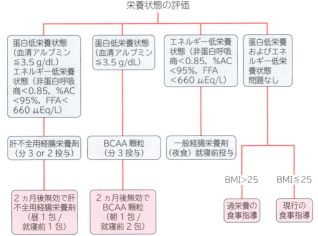

AC：上腕周囲長，FFA：遊離脂肪酸

Check Point

- 肝不全では，エネルギー代謝の亢進，蛋白質・アミノ酸代謝異常，糖代謝異常，脂質代謝異常からなる多様な栄養障害がみられるが，蛋白質エネルギー低栄養状態への対応が求められる．
- アミノ酸不均衡が認められるためBCAAの補給を行って，肝性脳症の予防ならびに肝臓での蛋白合成の促進，筋蛋白の分解を抑制する．
- 夜間就寝前補食は，夜間の蛋白合成が高まり早朝空腹時の蛋白低栄養状態を改善し長期予後を改善する．
- 脂溶性ビタミン，亜鉛などの微量元素の欠乏に注意する．

9

病態別輸液・栄養療法
H 腸疾患・膵疾患

H 腸疾患・膵疾患
1 クローン病の栄養障害

クローン病（炎症性腸疾患）

消化管における吸収不良，蛋白漏出，エネルギー代謝の変化

蛋白質エネルギー低栄養状態（protein energy malnutrition：PEM）（体重減少，高度の低アルブミン血症）

Check Point

✓ クローン病では消化管における吸収不良や蛋白漏出，エネルギー代謝の変化があり，体重減少や高度の低アルブミン血症を伴う蛋白質エネルギー低栄養状態（PEM）に陥る．

H 腸疾患・膵疾患
2 クローン病の栄養療法

【寛解導入療法】

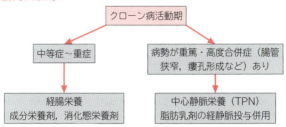

Check Point

- ✓ 活動期クローン病の治療法として栄養療法は有用である.
- ✓ 栄養療法は低栄養状態を改善するだけでなく，潰瘍やびらんの治療効果を有し，薬物療法と同様の**寛解導入効果**がある.

H 腸疾患・膵疾患

3 潰瘍性大腸炎の病態と栄養療法

消化管出血や病変部からの蛋白漏出

↓

体重減少，低アルブミン血症

栄養療法の目的：栄養状態の改善や腸管安静

| 症状の悪化により絶食となる場合 | 静脈栄養からの移行時・経口摂取が不十分な場合の補食 |

↓ 静脈栄養 　　　↓ 経腸栄養可

絶食を必要とする時期⇒中心静脈栄養（TPN）
＊エネルギー：30〜35 kcal/日以上
＊脂肪乳剤も併用

Check Point

- 潰瘍性大腸炎に対する寛解導入療法として栄養療法の有用性は乏しい．クローン病と異なり，在宅経腸栄養療法による寛解維持効果は認められず，**薬物療法が治療の主体**である．
- 活動期潰瘍性大腸炎の治療としては，5-アミノサリチル酸製剤やステロイド薬，免疫抑制薬による薬物療法が中心である．

H 腸疾患・膵疾患

4 急性膵炎の輸液療法

急性膵炎の初期輸液：基本的に乳酸リンゲル液，酢酸リンゲル液，重炭酸リンゲル液

ショック，脱水症状：150〜600 mL/時（上限10 mL/kg/時，急速輸液，状態に応じて）
脱水状態でない場合：130〜150 mL/時
　＊過剰とならないようにモニタリング
　＊心不全，腎不全を有する場合には循環血液量を厳密に評価

平均動脈圧65 mmHg以上，尿量0.5 mL/kg/時以上で初期急速輸液を中止し輸液速度を下げる

※平均動脈圧＝拡張期血圧＋（収縮期血圧－拡張期血圧）/3

Check Point

- ✓ 生理食塩液は，大量輸液により高Cl性代謝性アシドーシスを生じ，膵炎を悪化させる可能性がある．
- ✓ 急性膵炎では，初期から十分な細胞外液補充液による循環の改善と維持が重要である．
- ✓ 平均動脈圧と尿量を指標として輸液量を調整する．

H 腸疾患・膵疾患
5 膵疾患の栄養療法

栄養療法を必要とする急性膵炎

経腸栄養 経腸栄養不可能
（合併症により絶食など）

静脈栄養
　脂肪乳剤必要
　　＊投与速度に注意
　　＊血清トリグリセリド(TG)値≧400 mg/dL では避ける

脂肪便が認められる場合
- Ca，Mg，および Zn の吸収不良による欠乏症に注意
- 脂肪制限食とし，膵酵素を補充

慢性膵炎
- 脂肪吸収障害に伴う微量栄養素欠乏に注意
- ビタミン A および E の欠乏
- アルコール誘発慢性膵炎ではビタミン C，ビタミン B_1，B_2 およびニコチン酸の欠乏

Check Point

✓ 静脈栄養は腸管の安静による症状の改善には有効であるが，合併症の発生率や死亡率の改善にはつながらない．
✓ 微量栄養素の欠乏が予測される場合は，予防的に投与する．

9

病態別輸液・栄養療法
┃ がん

I がん

1 がん患者における栄養障害の原因

① がん病変の部位による影響（経口摂取不良）
　・消化管狭搾や閉塞
　・消化管出血
　・悪心や嘔吐　など
② 精神・神経的な変化による影響
　・抑うつ
　・味覚や臭覚の変化
　・嗜好の変化　など
③ 手術や化学療法・放射線治療の影響
④ 不適切な栄養管理
⑤ がん悪液質
　・悪液質誘発物質の産生
　・各種のホルモン分泌異常の出現
　・各種の代謝異常の出現
　・摂食調節機能の破たん　など

1）進行性の体重（骨格筋）減少
2）活動性の低下
3）脂肪組織の減少
4）食欲不振や易疲労
5）低アルブミン血症
6）浮腫や貧血
7）免疫能の低下

Check Point

✓ がん患者は，がん治療を行う時点で栄養障害を生じていることが多い．
✓ がん患者の栄養障害の原因を考慮して，栄養評価を行う必要がある．

I がん
2 がん患者の栄養療法

▶適応

①低栄養状態に陥っている
②低栄養状態に陥るリスクが高い
③1週間程度，十分な経口摂取ができない（必要エネルギー量の60%以下）
④1週間程度，十分な経口摂取ができないと予想される

経口摂取を優先

経口的に必要量を摂取できない場合：経管栄養

- 経腸栄養の実施が不可能な場合（高度の消化管毒性）
- 十分な栄養量が投与できない場合

 静脈栄養

▶基本的な初期1日必要エネルギー量

- 25～30kcal/kg（活動性のある患者：30～35kcal/kg，ベッド上で安静の患者：20～25kcal/kg），モニタリングを行いながら至適カロリーに修正

栄養素
三大栄養素や微量栄養素の投与量は健常者と同様に決定

Check Point

✓ がん患者の栄養療法は，基本的に経腸栄養が第一選択である．
✓ 静脈栄養法では，感染性の合併症に注意が必要である．
✓ がん患者において，経腸栄養ががんの増殖に悪影響を及ぼすエビデンスはない．

Ⅰ がん

3 終末期がん患者の輸液療法

▶総合的な QOL 指標の改善を目指す場合

- 生命予後が 1 ヵ月程度（PS：1～2），経口的水分摂取不可能
  ⇒ 500～1,000 mL/日（100～400 kcal/日，アミノ酸 0～30 g/日）の維持輸液を推奨
- 生命予後が 1～2 週間程度（PS：3～4），経口的水分摂取不可能
  ⇒ 1,000 mL/日以上の維持輸液や高カロリー輸液は行わない

PS：機能的予後
［大澤岳史：末期がん患者の輸液療法と栄養管理．Medical Practice **32**（臨増）：310–314，2015 を参考に作成］

Check Point

✓ 全身状態や機能的予後（PS）が比較的良好だが食事が摂れない患者においては，輸液による脱水や低栄養を改善することで QOL を維持し，生命予後を改善することは可能である．

9
病態別輸液・栄養療法

9

病態別輸液・栄養療法

J 高齢者

J 高齢者

1 高齢者の輸液療法

▶高齢者にみられる生理学的特徴

①腎機能低下：糸球体濾過率，尿希釈・濃縮力，Na再吸収・排泄能の低下
②心機能・肺機能低下，水分分布の変化：体重あたりの水分量低下，細胞内液・細胞内電解質の低下
③不感蒸泄量の低下：成人の1/2〜2/3程度
④渇中枢機能の低下

〈輸液療法の初期対応〉
- 1号液の安全性が高い：Kなし，細胞内外の分布に極端な偏りなし
- 輸液速度：20〜60 mL/時

〈維持輸液〉
- 高齢者の特徴（不感蒸泄量低下，心機能低下など）を考慮した輸液内容
- 通常，3号液

Check Point

✓ in-outバランス，体重などをモニター指標として臨機応変に輸液計画を修正する．

J 高齢者
2 高齢者の栄養療法

▶高齢者にみられる栄養障害の要因

①基礎代謝の低下
②食事摂取量の減少と身体活動の低下
③生理学的な味覚・嗅覚の衰え
④社会的な要因（独居など），精神心理的要因（認知症，うつなど）の影響
⑤合併症（悪性腫瘍や感染症，心不全，呼吸不全など）の影響

▶栄養療法の適応（以下のいずれかに相当）

①3日間以上の絶食
②7日間以上の不十分な経口摂取
③進行性の体重減少（1ヵ月で5%以上，6ヵ月で10%以上）
④BMI 18.5未満，血清アルブミン値 3.0 g/dL 以下

Check Point

- ✓ 栄養療法の適応は軽度から中等度の認知症では可能だが，寝たきり・全介助で意思疎通の困難な重度の認知症では適応は限られる．
- ✓ 終末期と考えられる状況（およそ予後が4週間以内）では栄養療法の適応ではない．

J 高齢者

3 高齢者への栄養投与ルート

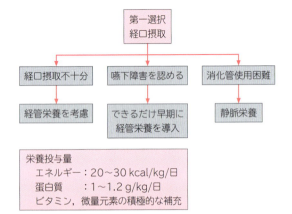

Check Point

- 栄養療法とともにリハビリテーションを併用することで,サルコペニア(筋肉量の減少と筋力低下)を予防できる.

9

病態別輸液・栄養療法

K 小児

K 小児

1 小児における輸液療法の留意点

	初期輸液（細胞外液補充液）			維持輸液	
	輸液時間	輸液速度	輸液量	輸液速度	輸液量
基本	2〜3時間	10〜20 mL/kg/時	循環障害改善，利尿まで	1日必要量を均等になるように	水分必要量
乳児	2〜3時間	150 mL/時以下	500 mLまで	1日必要量を均等になるように	100 mL/kg/日
幼児	2〜3時間	250 mL/時以下	750 mLまで	1日必要量を均等になるように	60〜90 mL/kg/日
学童	2〜3時間	500 mL/時以下	1,000 mLまで	1日必要量を均等になるように	40〜60 mL/kg/日

▶**新生児・未熟児の体液特性**

- 総体液量，細胞外液量が多い
    - 在胎週数が短いほど割合が大きい（在胎24週：約85%）
- 生理的体重減少がある
    - 出生後，細胞外液（主に組織間液）が不感蒸泄・尿として排泄
- 腎機能が未熟
- 不感蒸泄量が多い

Check Point

- ✓ 初期輸液では循環血液量の減少を改善するために急速に輸液するが，急速すぎると**心臓への負担となるため，輸液時間，輸液速度に注意**する．
- ✓ **初期輸液にて利尿がつけば，維持輸液**で必要水分量を経口摂取可能となるまで投与する．

K 小児

2 小児の栄養療法

▶経口・経腸栄養

エネルギー量	・年齢・性別などを考慮した栄養必要摂取量基準に準ずる ・経腸栄養の場合は消化吸収効率を考慮し10％ほど増量
蛋白質量	年齢・体重に合わせて必要量を推定し，個々の患児の病態に応じて調整
脂肪量	・新生児期・乳児期：総エネルギー量の40〜50％程度 ・それ以降：20〜30％程度
炭水化物量 (総エネルギー量に対する割合％)	乳児期，幼児期以降：総エネルギーの40〜50％
ビタミン・微量元素	年齢に合わせた1日必要量

▶静脈栄養

エネルギー量 (kcal/kg/日)		アミノ酸量 (g/kg/日)		脂肪量 (総エネルギー量に対する割合％)		炭水化物量 (総エネルギー量に対する割合％)		ビタミン・微量元素量
未熟児	110〜120	未熟児	1.5〜4.0	新生児	50	新生児，未熟児	血糖値に注意してブドウ糖投与	年齢に合わせた1日必要量のビタミンおよび微量元素
1歳未満	90〜100	新生児	1.5〜3.0	乳児	40	乳児・幼児以降	40〜50	
1〜7歳	75〜90	2ヵ月〜3歳	1.0〜2.5	幼児	20〜30			
7〜12歳	60〜75	3〜18歳	1.0〜2.0					
12〜15歳	40〜60							

Check Point

- ✓ 新生児・乳児では**脂溶性のビタミンの補充**が必要である．
- ✓ 長期の静脈栄養を行う際には，**微量元素製剤**を必ず補充する．

9

病態別輸液・栄養療法
L 妊婦

L 妊婦

1 妊婦の栄養療法

	妊娠初期 （～16週）	妊娠中期 （17～27週）	妊娠末期 （28週～）
1日エネルギー必要量	基本エネルギー必要量＋50 kcal/kg	基本エネルギー必要量＋250 kcal/kg	基本エネルギー必要量＋450 kcal/kg
1日蛋白質必要量	妊娠前必要量	妊娠前必要量＋5 g	妊娠前必要量＋20 g
1日脂肪必要量	エネルギー必要量の20～30% n–6系不飽和脂肪酸：9 g，n–3系不飽和脂肪酸：1.8 g		
葉酸	＋240 μg/日		
ビタミンA			＋80 μgRE
Fe	＋2.5 mg/日	＋9.5 mg/日	＋9.5 mg/日

［厚生労働省策定，日本人の食事摂取基準（2020年版）（案）より引用］

▶非妊娠時の体重に応じた体重増加目標

非妊娠時のBMI	増加目標（kg）
BMI<18.5	9～12
18.5≦BMI<25	7～12
BMI≧25	5～個別対応

Check Point

- ✓ 基本的な栄養必要量は，「日本人の食事摂取基準（2020年版）」に基づいて設定する．
- ✓ 母体の低栄養は胎児の発育に不可逆的な変化を引き起こし，低体重児の出生や成人後の各種疾患の原因となるため，妊娠早期から栄養治療を行う．
- ✓ 栄養投与量は，各種分娩異常防止のために妊娠週数に応じて，適切な体重増加量を目標に調整する．
- ✓ 葉酸欠乏は胎児神経管発生異常と関連している．

10

輸液・栄養療法における
セーフティマネジメント

　輸液・栄養療法の実施においては，患者の状態に応じた適切な輸液・栄養剤の選択が重要である．しかし，有効性と安全性の向上のためには感染症発症予防，血管外漏出予防と発症時の対処法，さらに有害事象の発症にもつながる配合変化の回避などに注意を払う必要がある．

A 輸液療法のマネジメント

1 不適切な輸液療法（留意点）

- 治療目的が明確でない輸液投与
- カルテ，血液検査所見だけを基にした輸液投与
- 輸液内容，投与速度などが不適切な輸液投与
- その場しのぎ的な補正
- 体液バランスの評価に体重を考慮しない輸液投与
- ブドウ糖液での細胞外液の欠乏を補充
- 浮腫のある病態に対する Na 負荷
- 心不全による低 Na 血症に対する生理食塩液投与
- 腎不全の病態に対する窒素の過剰投与
- 重炭酸 Na 投与時に Na 負荷を考慮しない輸液投与

Check Point

✓ 不適切な輸液療法は，体液，電解質，エネルギー代謝の恒常性を損ない，病態の悪化などを招くことなるため注意が必要である．

A 輸液療法のマネジメント
2 輸液投与量の影響

	投与不足	投与過剰
水	血液濃縮，口渇，乏尿，発熱，循環不全	血液希釈，多尿，頭蓋内圧上昇，頭痛，易疲労，筋肉攣縮，痙攣，昏睡，死亡
Na	細胞外液減少，組織の弾性低下，心陰影縮小，低血圧，循環不全	細胞外液増加，浮腫，K欠乏傾向
K	感情鈍麻，傾眠，筋力低下，心電図異常，腸閉塞，下痢，低K血症，代謝性アルカローシス	高K血症，心電図異常，筋力低下，心停止
P	低P血症	高P血症，低Ca血症，テタニー，死亡
糖質	ケトーシス，細胞の異化，水・電解質の欠乏傾向	高血糖，尿糖，肝不全，死亡

Check Point

✓ 輸液療法において水分，電解質の投与不足や過剰投与は，体の恒常性が崩れ，体液異常を起こしさまざまな臨床症状を示す．

A 輸液療法のマネジメント
3 注射剤での感染因子

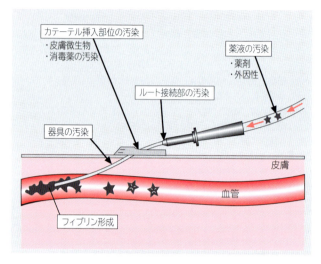

Check Point

- ✓ 高カロリー輸液など輸液療法において発症する感染症はしばしばみられる．感染経路を理解し適切な予防対策および対処を講じる必要がある．
- ✓ 感染経路としては持続注入する薬剤の汚染，器具の汚染，カテーテル挿入部位の汚染などがある．医療従事者の手指の汚染や使用する消毒薬の汚染にも十分注意する必要がある．
- ✓ 体内の離れた場所での感染から微生物が血流にのり，カテーテル先端などに形成されたフィブリンによって定着・増殖して感染を生じる場合もある．

A 輸液療法のマネジメント

4 フィルターの使用が禁忌な主な薬剤

分類	主な薬剤名
フィルターの変性	ラステット注，ベプシド注
フィルターに吸着	インスリン製剤，hG-CSF製剤（グラン注，ノイトロジン注，ノイアップ注），ミリスロール注，セルシン注，コスメゲン静注用，オンコビン注
フィルターを不通	パクリタキセル注射剤（アルブミン懸濁型），血液製剤（アルブミン製剤，グロブリン製剤），脂肪乳剤（イントラリポス輸液，ミキシッドL・H輸液，ディプリバン注，パルクス注，リプル注，ロピオン静注，リメタゾン静注），コロイド製剤（ファンギゾン注射用），リポソーム製剤（アムビゾーム点滴静注用，ドキシル注），油性製剤（ビタミンA製剤，ビタミンD製剤），グリセオール注，低分子デキストランL注，メナテトレノン製剤

hG-CSF：ヒト顆粒球コロニー刺激因子

Check Point

- ✓ フィルターは，輸液剤に混入する細菌，真菌，ガラス片など微粒子の除去，気泡の除去の目的で使用する．
- ✓ 薬剤によってはフィルターと相互作用を起こす場合や薬剤の粒子サイズが大きくフィルターが目詰まりを起こす場合があるため注意が必要である．

A 輸液療法のマネジメント

5 コアリングの原因と対策

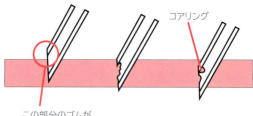

この部分のゴムが
ヒール部に切り取られる

| 90°の角度でまっすぐに挿入する |

Check Point

- ✓ ヒール部分を斜めに（約60°）刺した場合と，針をひねりながら刺した場合に最も起こりやすくなる．
- ✓ コアリングとは，注射針穿刺時や輸液セットの装着時にゴム栓からゴム片が削り取られることである．削り取られたゴム片が異物としてみられる．

B 血管外漏出

1 血管外漏出に注意が必要な主な薬剤

分類	主な薬剤名
壊死性（少量で強い痛み，水泡や潰瘍，組織障害や組織壊死）	アンスラサイクリン系（ドキソルビシン，エピルビシン，イダルビシン，ダウノルビシン），アクチノマイシン D，マイトマイシン C，ビンカアルカロイド系（ビンクリスチン，ビンブラスチン，ビンデシン，ビノレルビン），タキサン系（パクリタキセル，ドセタキセル）
炎症性（注射部位やその周辺，血管に沿って痛みや炎症（多量では潰瘍）	アルキル化薬（イホスファミド，ストレプトゾシン，ダカルバジン，メルファラン），トポイソメラーゼⅡ阻害薬（エトポシド），代謝拮抗薬（フルオロウラシル），白金系（カルボプラチン，シスプラチン，オキサリプラチン），トポイソメラーゼⅠ阻害薬（イリノテカン，ノギテカン）
非壊死性（組織障害を受ける可能性は低い）	三酸化二ヒ素，L-アスパラギナーゼ，ブレオマイシン，ボルテゾミブ，シタラビン，ゲムシタビン，フルダラビン，インターフェロン，シクロホスファミド，ペメトレキセド，メトトレキサート，モノクローナル抗体
重篤な組織障害を起こしやすい	高浸透圧製剤（高張ブドウ糖，造影剤），電解質補正用製剤（塩化 Ca，塩化 K），血管収縮薬（ノルエピネフリン，エピネフリン，ドブタミン），高アルカリ性製剤（フェニトイン，チオペンタール Na，重炭酸 Na），ガベキサートメシル酸塩，ジアゼパム，ヒドロキシジン

Check Point

- ✓ 静脈内投与において薬剤が血管外に漏出した場合，組織の炎症や壊死を起こす．
- ✓ 組織障害の反応の強さは，薬液の pH，浸透圧，薬剤の濃度，漏出量に関係するが，特に抗がん薬は，正常な細胞にも細胞毒性を示すことから組織侵襲に基づいて分類されている．
- ✓ 血管外漏出を起こさない予防対策と，血管外漏出時の迅速で適切な処置が重要である．

B 血管外漏出

2 血管外漏出時の対処

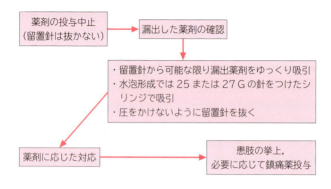

分類	主な薬剤	
壊死性・炎症性	アンスラサイクリン系，マイトマイシンC，アルキル化薬	〈薬剤の局在化〉：冷罨法20分1日4回，1～2日 〈解毒薬の使用〉 • アンスラサイクリン系：デクスラゾキサン，ジメチルスルホキシド外用剤（保険未承認） • マイトマイシンC：ジメチルスルホキシド外用剤（保険未承認）
	ビンカアルカロイド系，タキサン系，白金系	〈薬剤の拡散〉：温罨法20分1日4回，1～2日 〈薬剤の希釈〉 　ビンカアルカロイド系，タキサン系
非壊死性		必要に応じて冷罨法20～30分

[橋口宏司：抗がん剤の血管外漏出・血管炎．月刊薬事 60(4)：44-49，2018 より引用]

Check Point

- ✓ 冷罨法は，局所の血管収縮で薬剤の局在化による組織破壊を防ぐ．
- ✓ 温罨法は，漏出部位の血管拡張で薬剤の配分と吸収を増加させる．

C 注射剤の配合変化

1 物理的変化と化学的変化

分類	変化	要因	配合変化	例
物理的変化	溶解度の減少	pH 溶解度 非水溶性溶媒	混濁, 沈殿, 力価低下	ビソルボン注とアルカリ性注射剤の配合
化学的変化	難溶性塩の生成	薬物の構造	混濁, 沈殿, 力価低下	カルチコール注とリン酸塩含有輸液の配合
	難溶性キレートの生成			エレメンミック注とタガメットの配合
	酸化分解（着色）	添加剤 光 空気 温度	力価低下	イノバン注とアルカリ性注射剤の配合
	加水分解			注射用フサンとアルカリ性注射剤の配合
	酸化			ビクシリン注射剤とブドウ糖含有輸液の配合

Check Point

✓ 注射剤の配合変化には, pH の変化による溶解度の減少で混濁, 沈殿を生じる物理的変化と化学反応により主薬の含量低下が起こる化学的変化がある.

✓ 化学的変化では, 難溶性塩の生成, 加水分解, 酸化・還元反応, 光による分解がある.

✓ Ca や Mg を含む注射剤は, リン酸塩や炭酸塩を含む注射剤との配合で難溶性塩（リン酸 Ca など）の生成により沈殿を生じる.

✓ 加水分解, 酸化・還元反応, 光による分解などでは配合により外観変化を生じないため, 注意が必要である.

D 配合に注意が必要な主な薬剤

1 pH の低下により混濁・沈殿

薬剤名 (商品名)	薬剤 pH	対応
アレビアチン	12	pH の低い薬剤と配合不可，生理食塩液による希釈は 4〜10 倍まで
ゾビラックス	10.4	pH の低い薬剤と配合不可
イソゾール	10.5〜11.5	他剤との配合不可
ラボナール	10.2〜11.2	他剤との配合不可
ソルダクトン	9〜10	pH の低い薬剤と配合不可
オメプラール	9.5〜11.0	生理食塩液，ブドウ糖液以外と配合不可
ラシックス	8.6〜9.6	pH の低い薬剤と配合不可
ネオフィリン	8.0〜10	pH の低い薬剤と配合不可
ソル・コーテフ	7.0〜8.0	pH の低い薬剤と配合不可
ソル・メドロール	7.0〜8.0	pH の低い薬剤と配合不可
水溶性プレドニン	6.5〜7.2	pH の低い薬剤と配合不可
エラスポール	7.5〜8.5	アミノ酸輸液配合不可，pH 6.0 以下で沈殿，単独投与，生理食塩液，ブドウ糖液で希釈

Check Point

- pH が高い注射剤は，pH の低い注射剤との配合により pH が変動し溶解度が低下して，混濁，沈殿を生じる．

D 配合に注意が必要な主な薬剤
2 pHの上昇により混濁・沈殿

薬剤名 （商品名）	薬剤 pH	対応
ビソルボン	2.2〜3.2	pH 4.7 以上となる輸液と配合不可
ドルミカム	2.8〜3.8	アルカリ性薬剤・キシロカインと配合不可
ペルジピン	3.0〜4.5	pH 6.0 以上となる輸液との配合不可
セレネース	3.5〜4.2	pH の高い薬剤と配合不可
コントミン	4.0〜6.5	pH の高い薬剤と配合不可
ヘルベッサー	5.1〜5.5	pH 8.0 以上となる輸液と配合不可
プリンペラン	2.5〜4.5	pH の高い薬剤と配合不可
フサン	3.5〜4.0	生理食塩液，無機塩類を含有する溶液と配合不可，5% ブドウ糖液，注射用水を使用
エフオーワイ	4.0〜5.0	pH の高い薬剤と配合不可

Check Point

- pH が低い注射剤は，pH の高い注射剤との配合により pH が変動し溶解度が低下して，混濁，沈殿を生じる．

D 配合に注意が必要な主な薬剤

3 非水溶性溶媒を用いている主な薬剤

薬剤名（商品名）	溶媒
ジアゼパム（セルシン）	ベンジルアルコール，プロピレングリコール，無水エタノール，水酸化 Na
ジアゼパム（ホリゾン）	プロピレングリコール，エタノール，ベンジルアルコール
フェニトインナトリウム（アレビアチン）	水酸化 Na，プロピレングリコール，エタノール
エトポシド（ラステット）	ポリソルベート 80，クエン酸，マクロゴール 400，エタノール
フェノバルビタール（フェノバール）	クロロブタノール，グリセリンジエチルエーテル

［医薬品添付文書より抜粋］

Check Point

- 主薬を溶解させるためにアルコール類などの非水溶性溶媒を添加している．
- 混合により非水溶性溶媒が希釈されて溶解度が減少し，主薬が析出し混濁する．
- 溶媒量が少なくなると当然溶解度は低下する．

D 配合に注意が必要な主な薬剤

4 滴定酸度

輸液名	滴定酸度 (mEq/L)	pH
ラクテック	0.04	6.7
ヴィーンF	0.09	7.0
ソリタT 3 号	0.9	5.07
フィジオ35	16.43	5.0
トリフリード	16.9	4.83
ソリタックス-H	6.57	5.9
プラスアミノ	22.62	4.48
アミノフリード	7.8	6.6
ピーエヌツイン1号	31.2	4.98
ピーエヌツイン2号	32.8	5.07
ピーエヌツイン3号	34.4	5.12
アミノトリパ1号	22.8	5.58
フルカリック1号	29.9	4.94
フルカリック2号	30.0	4.96

［東海林 徹：静脈栄養剤の基礎知識．薬局 56：31-42，2005 より引用］

Check Point

- ✓ 滴定酸度とは，輸液剤に添加されている酸の量であり，糖が配合されている製剤，糖とアミノ酸，リン酸と Ca 塩が同時に配合されている製剤では大きくなる．
- ✓ 滴定酸度は生体の酸塩基平衡にも影響を及ぼすが，注射剤を配合する場合の配合変化にも影響する．

D 配合に注意が必要な主な薬剤

5 混濁・沈殿（難溶性塩の生成）を生じる薬剤

主な輸液名（製品名）	対応
アクチット輸液，クリニザルツ輸液，ソリター T2 号輸液，ソルデム 3PG 輸液，ソルマルト輸液，ヴィーン 3G 輸液，KN2 号輸液	Ca^{2+} と沈殿を生じるので，Ca を含む製剤と配合不可
アミグランド輸液，ワンパル 1・2 号輸液	HCO_3^- と沈殿を生じるので，炭酸塩を含む薬剤と配合不可 Ca^{2+} または HPO_4^{2-} により沈殿を生じる場合があるので，Ca 塩またはリン酸塩を含む薬剤と配合不可
アミノトリパ 1・2 号，NF1・2 号輸液，ソリューゲン F 注，ソリューゲン G 注，ソルアセト D 輸液，ソルラクト輸液，トリパレン 1・2 号輸液，トリフリード輸液，ネオパレン 1・2 号輸液，ビカーボン輸液，ピーエヌツイン 1・2・3 号輸液，フィジオ 70・140 輸液，ラクテック・D・G 輸液，リンゲル液，ヴィーン D・F 輸液	リン酸イオンまたは HCO_3^- により沈殿を生じるので，リン酸塩または炭酸塩を含む製剤と配合不可
ハイカリック 1・2・3 号 /NC-L・N・H/RF 輸液，フルカリック 1・2・3 号輸液	HCO_3^- と沈殿を生じるので，HCO_3^- を含む製剤と混合不可
アミノフリード輸液，ツインパル輸液，ビーフリード輸液	Ca^{2+} または HPO_4^{2-} により沈殿を生じる場合があるので，Ca 塩またはリン酸塩を含む製剤と配合不可
ソリタックス−H 輸液	HPO_4^{2-} により沈殿を生じるので，リン酸塩を含む製剤と配合不可
ミキシッド L・H 輸液	HPO_4^{2-} または HCO_3^- により沈殿を生じるので，リン酸塩または炭酸塩を含む製剤と配合不可 Ca^{2+} および Mg^{2+} の配合により沈殿が生じるのでこれらを含む製剤と配合不可

Check Point ★★

✓ Ca^{2+}，Mg^{2+}，HPO_4^{2-}，HCO_3^- を含む製剤では沈殿反応を起こしやすいので注意が必要である．

D 配合に注意が必要な主な薬剤

6 汎用される薬剤の配合変化

薬剤（商品名）	主な配合不可薬剤（商品名）
ソルダクトン	アミカリック，アミノフリード，アミノレバン，アミパレン，ネオアミユー，ソリタT1〜T4号，ハイカリック1〜3号，ピーエヌツイン1〜3号，ポタコールR，ヴィーンD，プラスアミノ，ビソルボン，アスパラK
水溶性プレドニン	アミカリック，ハイカリック1〜3号，ピーエヌツイン1〜3号，フルクトラクト，プラスアミノ，アタラックスP，エンドキサン，ネオフィリン
ラシックス	アミカリック，アミノトリパ1・2号，ソリタT1〜T4号，トリフリード，ハイカリック1〜3号，ピーエヌツイン1〜3号，ヴィーンD，プラスアミノ，フルクトラクト，ポタコールR，ウインタミン，ビタノイリン，アリナミンF，プリンペラン，ビソルボン
ビソルボン	アミノレバン，アミパレン，アミユー，キドミン，ネオアミユー，アミノトリパ1・2号，ヴィーンD，ラシックス，メイロン，ネオフィリン，ソルダクトン，ソルコーテフ

Check Point

✓ ソルダクトン，水溶性プレドニン，ラシックス，ビソルボンは多くの輸液と配合不可となるため注意が必要である．

D 配合に注意が必要な主な薬剤
7 単独投与が望ましい薬剤

薬剤名（商品名）	変化と対応
エフオーワイ	他剤との配合により外観変化，ブドウ糖液またはリンゲル液で希釈
メイロン	ブドウ糖で希釈
フサン	他剤との配合により結晶析出，5％ブドウ糖液，注射用水を使用
イントラリポス	他剤との配合で乳化の破壊，生理食塩液，5％ブドウ糖液で希釈
リプル	他剤との配合で乳化の破壊，生理食塩液，5％ブドウ糖液で希釈
ロピオン	他剤との配合で乳化の破壊，生理食塩液，5％ブドウ糖液で希釈
ケイツーN	他剤との配合で乳化の破壊，生理食塩液，5％ブドウ糖液で希釈
ディプリバン	他剤との配合で乳化の破壊，5％ブドウ糖液で希釈
G-CSF製剤	生理食塩液，5％ブドウ糖液を使用
フェノバール	水溶液の添加で結晶析出

Check Point

- 脂肪乳剤や，脂肪乳剤を含有する薬剤などは他剤との配合により配合変化を起こすため，単独投与が望ましい．

D 配合に注意が必要な主な薬剤
8 その他

薬剤名（商品名）	変化と対応
イノバン	pHの上昇により着色
フサン	アルカリ性薬剤との配合で加水分解
アミノ酸	ブドウ糖との配合で着色（Maillard反応）
セルシン	他剤との配合で結晶析出，40倍以上に希釈して使用
ハンプ	生理食塩液での溶解で結晶析出，注射用水溶解後，5%ブドウ糖液使用
水溶性プレドニン	アルカリ性で加水分解
フェジン	10〜20%のブドウ糖液で5〜10倍に希釈

Check Point

- Maillard反応は，温度が高いほど反応は促進され，pH 2〜3で最も遅く，高くなるほど促進される．
- アミノ酸は酸素と反応しやすく着色，結晶析出を起こす．

E その他の配合変化

1 その他の配合変化

▶亜硫酸塩類と配合変化を起こす主な薬剤

ガベキサートメシル酸塩製剤
ナファモスタットメシル酸塩製剤
カルペリチド製剤
ビタミン B₁ 製剤
β-ラクタム系抗菌製剤（ペニシリン系，セフェム系，カルバペネム系）
シスプラチン製剤
インスリン製剤

▶環境により分解する主な薬剤

薬剤名	変化と対応
注射用ネダプラチン，カルボプラチン注射液	光および熱により分解するので，直射日光や高温を避ける
アザセトロン注射液，メコバラミン注	光分解を受けやすいので，開封後ただちに使用するとともに遮光する
メナテトレノン製剤，チアミン塩化物製剤，リボフラビン製剤，シスプラチン注，静注用エポプロステノール	光分解を受けるので，遮光する
注射用ミカファンギンナトリウム	光により徐々に分解するので，直射日光を避ける

Check Point

✓ 亜硫酸塩類（亜硫酸水素ナトリウム，ピロ亜硫酸 Na など）は，**酸化防止剤**として注射剤に添加されている．

✓ 亜硫酸塩類がそれぞれの成分を加水分解し，力価が低下する．

✓ 光分解反応は，可視光線＜紫外線，人工光＜直射日光で促進される．

E その他の配合変化

2 容器・輸液セットとの配合変化

分類	機序	主な薬剤	対応など
薬剤の吸着	PVC製材質の表面にのみ吸着	インスリン製剤，G-CSF製剤	飽和が存在し含量低下は進まない 点滴速度が遅いほどおよび輸液セットの長さが長くなるほど吸着率は大 PVC輸液セット使用を避ける
薬剤の収着	PVC製中の可塑剤（DEHP）へ溶け込む	ミコナゾール水性注射液，タクロリムス水和物注射液，ニトログリセリン注，硝酸イソソルビド注，ジアゼパム注，ミダゾラム注，シクロスポリン注射液	PVC以外の可塑剤を含まないPB，PEなどの輸液セットを使用
可塑剤（DEHP）の溶出	輸液中の界面活性剤や油性成分がPVC製中の可塑剤（DEHP）を溶出させる	エトポシド注射液，シクロスポリン注射液，タクロリムス水和物注射液，脂肪乳剤，プロポフォール注射剤，総合ビタミン剤，フルルビプロフェンアキセチル静注，フルカリック輸液，アミオダロン塩酸塩注射液，ミコナゾール水性注射液，注射用アムホテリシンBリポソーム製剤，エノシタビン製剤，アルプロスタジル注射液，ノナコグアルファ静注用，注射用ミリプラチン水和物，エルネオパNF輸液，ネオパレン輸液，ミキシッド輸液，ワンパル輸液	
医療器具の破損	ポリカーボネート樹脂製医療用具（三方活栓など）の破損（ひび割れなど）が発生 薬剤の重篤な影響（漏れや空気混入など）を及ぼす可能性がある	〈脂肪乳剤を含有する製剤，ポリオキシエチレン，硬化ヒマシ油，ポリソルベート，プロピレングリコール，エチレンジアミン，ベンジルアルコールなどを含む薬剤〉 ミコナゾール水性注射液，プロポフォール注射剤，アルプロスタジル注，脂肪乳剤，エトポシド注射液，シクロスポリン注射液，ミキシッド輸液，注射用ミリプラチン水和物，フルルビプロフェンアキセチル静注	ポリカーボネート製の医療用具の使用はできるだけ避ける 使用する場合には三方活栓や延長チューブなどのコネクター部を十分に監視

DEHP：di(2-ethylhexyl) phthalate（フタル酸ジ(2-エチルヘキシル)）
PVC：ポリ塩化ビニル，PB：ポリブタジエン，PE：ポリエチレン

Check Point

✓ 注射剤の投与においては，注射剤と輸液容器や点滴チューブとの相互作用もみられるため注意が必要である．

F 配合変化の予測と回避方法

1 物理的配合変化の予測法

①主薬の析出は配合時のpHにおける溶解度によって決定される
（濃度＞溶解度；析出・混濁）

②薬物と添加物の濃度およびpKaを調べる

③酸塩基平衡理論の応用（**Henderson-Hasselbalchの式**）

④配合時のpHおよび溶解度を理論的に算出

⑤配合時の濃度と溶解度を比較して配合の可否を判断

Henderson-Hasselbalchの式

水溶液から非解離型の酸または塩基が析出・混濁するpHを予測

弱酸性薬剤
$$pH=pKa-\log[非解離型モル濃度]/[解離型モル濃度]$$

弱塩基性薬剤
$$pH=pKa-\log[解離型モル濃度]/[非解離型モル濃度]$$

Check Point

✓ 物理的配合変化の大部分はpHの変動によるものであり，非解離型の遊離酸または遊離塩基が析出するpHは，Henderson-Hasselbalchの式，非解離型の溶解度より予測可能である.

F 配合変化の予測と回避方法

2 間接法による配合変化の予測

▶pH 変動試験の活用例

試料	規格pH	試料pH	添加試液	変化点pHまたは最終pH	移動指数	変化所見	希釈試験 希釈直後	30分後	1時間後	3時間後
オメプラゾール溶液 (20 mg/20 mL) 生理食塩液 10 mL	9.5〜11.0	10.14	0.1 mol/L-HCl 0.35 mL	5.28 (変化点pH)	4.86	微黄色・澄明	無色・澄明	−	+	+
			0.1 mol/L-NaOH 10.0 mL	12.70 (最終pH)	2.56	変化なし				

試料pHとの差

外観変化後蒸留水 500 mLで希釈して経時観察（室温）
＋外観変化あり
−外観変化なし

酸性液(0.1 mol/L-HCl) 0.35 mL 滴下(pH5.28)で変化あり

アルカリ液(0.1 mol/L-NaOH) 10 mL 滴下しても変化なし

オメプラゾール注用インタビューフォームより

▶pH 変動スケールの活用例

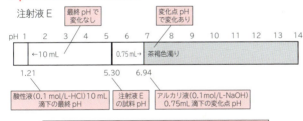

変動スケールから注射液Eは，pH 6.94 以上の薬剤との混合では配合変化を起こすことが予測される

Check Point

✓ 変動試験結果からオメプラゾール注用は，pH 5.28 以下の薬剤（滴定酸度の大きい TPN 輸液など）との混合では配合変化を起こすことが予測される．また，希釈試験の結果から希釈効果は期待できないため IV Push 法により投与前後にフラッシングすることが望ましい．

✓ pH 変動スケールを活用すれば，複数の注射薬を混合する場合に配合不可を配合可に変えることも可能となる．

F 配合変化の予測と回避方法

3 配合変化の回避方法

▶混濁，沈殿の配合変化

- シリンジ内で起こりやすい
- 容量の大きな輸液への混合で安定化する場合がある（希釈効果を期待）

*1剤ずつ別々に輸液に混合する
*濃度の高い，あるいは溶けにくい薬剤から先に混合する

- 酸性で滴定酸度の高い輸液剤への混合では

*酸性の注射剤から順次混合する（pHの近い薬剤から混合）

- 配合変化が生じる前に投与を終了

▶含量低下・難溶性塩の生成の配合変化

*IV push法，Piggyback法など別ルートで投与する
*ルート内の配合変化にも注意
*側管からの投与前後にカテーテル内をフラッシュする
*輸液フィルターの使用

Check Point

✓ 酸性あるいは塩基性である注射剤をシリンジ内で直接配合すると，混濁，沈殿を生じる可能性がきわめて高い．
✓ 1剤ずつ別々に輸液に混合し，濃度の高い，あるいは溶けにくい薬剤から先に混合すると，希釈効果により配合変化を生じにくくなる．
✓ 希釈効果が得られないような場合は配合せず，IV push法やPiggyback法など別ルートで投与する方法を検討する．

F 配合変化の予測と回避方法

4 混合投与方法

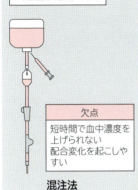

利点
均一な濃度で
一定速度で投与できる

欠点
短時間で血中濃度を
上げられない
配合変化を起こしやすい

混注法

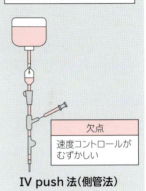

利点
短時間で血中濃度を上げられる
用時割り込み投与が可能

欠点
速度コントロールが
むずかしい

IV push法（側管法）

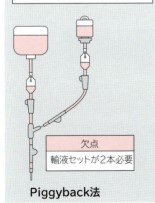

利点
投与速度のコントロールが容易
用時割り込み投与可能
混注法と側管法の利点を併せもつ
配合変化が起こりにくい

欠点
輸液セットが2本必要

Piggyback法

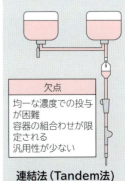

利点
2液以上を同時投与できる

欠点
均一な濃度での投与が困難
容器の組合わせが限定される
汎用性が少ない

連結法（Tandem法）

付 録

A 種々の計算式

1 濃度を表す単位

- g/L：溶液 1 L に溶けている物質の重さ g

- %：溶液 100 mL に溶けている溶質の g 数

- mol/L：溶液 1 L 中に溶けている溶質のモル数
   mol/L(M)＝溶液 1 L 中の溶質の g 数/溶質の分子量
       生理食塩液 1 L＝9 g/58.5(Na：23＋Cl：35.5)
           ＝0.154 mol/L(M)＝154 mM
       塩化カルシウム（$CaCl_2$）1 g/L
           ＝1 g/111(Ca：40＋Cl：35.5×2)
           ＝0.009 mol/L(M)＝9 mM

- mEq/L：溶液 1 L 中に溶けている溶質の当量数

- mEq/L＝mM×電荷数
   生理食塩液(NaCl) → Na^+＋Cl^-
       Na^+ の 1 モルは 1 Eq(1 当量)
       Cl^- の 1 モルは 1 Eq(1 当量)
       Na^+：154 mM×1＝154 mEq/L
       Cl^-：154 mM×1＝154 mEq/L
   1 g $CaCl_2$ → Ca^{2+}＋$2Cl^-$
       Ca^{2+} の 1 モルは 2 Eq(2 当量)
       Ca^{2+}：9 mM×2＝18 mEq/L
       Cl^-：18 mM×1＝18 mEq/L
   mEq＝mg/dL＋$\dfrac{原子価}{原子量}$×10
       1 g の $CaCl_2$ を水 1 L に溶解後の mEq/L
   Ca^{2+}：1,000 mg×$\dfrac{40}{111}$×$\dfrac{2}{40}$＝18 mEq/L
   Cl^-：1,000 mg×$\dfrac{35.5×2}{111}$×$\dfrac{1}{35.5}$＝18 mEq/L

付
録

Check Point ★★

✓ mEq/L は，電解質濃度の単位で電解質量を表す．
✓ Eq は当量を表し，mEq は Eq の 1/1,000 の単位である．

276

A 種々の計算式
2 浸透圧

浸透圧の単位：mOsm/L
　mOsm/L=mg/dL×10/原子量=mEq/L/原子価

- イオン化する物質：NaCl，$CaCl_2$ など
  $CaCl_2$　1 mM　→　Ca(1 mM)+2Cl(2 mM)
  　　　　　　　　　　=3 mOsm/L

- イオン化しない物質：ブドウ糖，尿素，尿酸，デキストランなど
  1 mM　→　1 mOsm/L

Check Point

- ✓ 濃度の薄い液から濃度の濃い液のほうに水が移動して全体として均一な溶液となる．この水の移動する力を「浸透圧」という．
- ✓ 浸透圧は各イオン粒子のモル数の総和で求められる．
- ✓ 浸透圧は，溶液中に溶けているイオンや分子の数に比例する．

A 種々の計算式

3 浸透圧計算例

例1)

> 食塩10gを水1Lに溶かして調整した食塩水の浸透圧は？
>
> $10,000\,mg/58.5(Na:23+Cl:35.5)=171\,mM$
>
> $NaCl \rightarrow Na^+ + Cl^-$
>
> 浸透圧$=171\,mOsm/L + 171\,mOsm/L = 342\,mOsm/L$

例2)

> 塩化カルシウム10gを水1Lに溶かして調整した塩化カルシウム溶液の浸透圧は？
>
> $10,000\,mg/111(Ca:40+Cl:35.5\times2)=90\,mM$
>
> $CaCl_2 \rightarrow Ca^{2+} + 2Cl^-$
>
> 浸透圧$=90\,mOsm/L + 90\times2\,mOsm/L = 270\,mOsm/L$
> ※$CaCl_2$で計算

例3)

> 5%ブドウ糖1Lの浸透圧は？
>
> 1L中に50gのブドウ糖含有
> $50,000\,mg/180 = 278\,mM$
>
> イオン化しない
>
> 浸透圧$=278\,mOsm/L$

A 種々の計算式

4 血漿浸透圧の算出式

【血漿浸透圧(mOsm/L)】

= 2×Na(mEq/L) + 血糖(mg/dL)/18
+ BUN(mg/dL)/2.8

【正常値】

285±5 mOsm/L

分子量：ブドウ糖 180，BUN 28

Check Point

- ✓ 血漿浸透圧は，体液浸透圧調節機構により厳密に調節されている．
- ✓ 主な浸透圧物質としては Na^+，K^+，ブドウ糖，尿素などであり，血漿浸透圧は，Na^+，血糖，BUN（尿素窒素）により算出できる．
- ✓ 浸透圧物質のなかで血糖，BUN の変動は血漿浸透圧に与える影響は少なく，血清 Na 値の影響が最も大きい．
- ✓ Na^+ とそれに伴い陰イオンは細胞外液の大部分を占めるため，血漿浸透圧は，血清 Na 濃度の約 2 倍とも考えられる．

A 種々の計算式

5 投与速度（点滴数）

輸液 500 mL を 6 時間で投与する→1 分間に何滴？

1 分間の投与量＝500 mL÷6×60 分＝500/360 mL
- 成人用輸液セットの場合（20 滴/mL）
  500/360×20 滴＝約 28 滴/分
- 小児用輸液セットの場合（60 滴/mL）
  500/360×60 滴＝約 83 滴/分

B 臨床検査値

1 臨床検査の基準値

肝疾患関連	
AST（GOT）	13～30 IU/L
ALT（GPT）	男性：10～42 IU/L 女性：7～23 IU/L
ALP	106～322 IU/L
γ-GTP	男性：13～64 IU/L 女性：9～32 IU/L
T-Bil（総ビリルビン）	0.4～1.5 mg/dL
D-Bil（直接ビリルビン）	0～0.4 mg/dL
I-Bil（間接ビリルビン）	0～0.8 mg/dL
アンモニア	30～80 μg/dL
プレアルブミン	22～40 mg/dL
LDH（乳酸脱水素酵素）	124～222 IU/L
ChE（コリンエステラーゼ）	男性：240～486 IU/L 女性：201～421 IU/L
乳酸	3～17 mg/dL
腎・尿路関連	
尿アルブミン（部分尿）	10 mg/g・CRE 以下
尿比重	1,005～1,030
尿浸透圧（部分尿）	濃縮時：850 mOsm/kg・H_2O 以上 希釈時：40～85 mOsm/kg・H_2O
尿 pH	4.5～8.0
尿中アルブミン	2～20 mg/日
BUN（血中尿素窒素）	8～20 mg/dL
尿 BUN（蓄尿）	6.5～13.0 g/日
Cr（クレアチニン）	男性：0.65～1.07 mg/dL 女性：0.46～0.79 mg/dL
尿中 Cr（蓄尿）	男性：0.7～2.2 g/日 女性：0.4～1.5 g/日
CCr（クレアチニンクリアランス）	70～130 mL/分

B

臨床検査値

電質質関連	
Na	138〜145 mEq/L
K	3.6〜4.8 mEq/L
Cl	101〜108 mEq/L
Ca	8.8〜10.1 mg/dL
P	2.7〜4.6 mg/dL
Mg	1.8〜2.6 mg/dL
Fe	40〜188 μg/dL
Zn	80〜130 μg/dL
Cu	68〜128 μg/dL
Al	10 μg/L 以下
浸透圧	276〜292 mOsm/kg・H_2O
血液関連	
RBC（赤血球数）	男性：435〜555×10^4/μL 女性：386〜492×10^4/μL
Hb（ヘモグロビン）	男性：13.7〜16.8 g/dL 女性：11.6〜14.8 g/dL
Ht（ヘマトクリット）	男性：40.7〜50.1% 女性：35.1〜44.4%
MCV（平均赤血球容積）	83.6〜98.2
MCHC（平均赤血球 Hb 濃度）	31.7〜35.3%
WBC（白血球数）	3.3〜8.6×10^3/μL
EPO（エリスロポエチン）	4.2〜23.7 mU/mL
フェリチン	男性：39.4〜340 ng/mL 女性：3.6〜114 ng/mL
葉酸	4.0 ng/mL 以上

下垂体関連	
プロラクチン	男性：4.29〜13.69 ng/mL 女性：3.12〜15.39 ng/mL
GH（成長ホルモン）	男性：2.47 ng/mL 以下 女性：0.13〜9.88 ng/mL
ADH（抗利尿ホルモン）	0.3〜3.5 pg/mL
甲状腺関連	
T_3（トリヨードサイロニン）	0.8〜1.6 ng/mL
F-T_3（遊離トリヨードサイロニン）	2.3〜4.3 pg/mL
T_4（サイロキシン）	6.1〜12.4 μg/dL
F-T_4（遊離サイロキシン）	0.9〜1.7 ng/mL
TSH（甲状腺刺激ホルモン）	0.5〜5.0 μU/mL
副腎皮質関連	
アルドステロン	随時：35.7〜240 pg/mL 臥位：29.9〜159 pg/mL 立位：38.9〜307 pg/mL
尿中アルドステロン（蓄尿）	10 μg/日以下
ANP（心房性 Na 利尿ペプチド）	43 pg/mL
BNP（脳性 Na 利尿ペプチド）	18.4 pg/mL 以下
血液ガス関連	
pH	7.35〜7.45
HCO_3	22〜26 mmol/L
PCO_2	35〜45 mmHg
PO_2	臥位：100−0.4×年齢(mmHg) 座位：100−0.3×年齢(mmHg)
SaO_2	94〜97%
BE（base excess）	−2〜+2 mEq/L
BB（buffer base）	45〜50 mEq/L

脂質代謝関連	
Tcho（総コレステロール）	142〜248 mg/dL
LDL（LDL コレステロール）	65〜163 mg/dL
HDL（HDL コレステロール）	男性：38〜90 mg/dL 女性：48〜103 mg/dL
TG（トリグリセリド，中性脂肪）	男性：40〜234 mg/dL 女性：30〜117 mg/dL
FFA，NEFA（遊離脂肪酸）	0.14〜0.85 mEq/L
糖尿病関連	
HbA1c（1〜2 ヵ月前の血糖値）	4.9〜6.0%（NGSP）
1,5AG（1 日尿糖排泄量マーカー）	14 μg/mL 以上
グルコース	73〜109 mg/dL
インスリン（IRI）	1.84〜12.2 μU/mL 以下
インスリン抗体	0.4 IU/mL 未満
C-ペプチド（CPR）	0.61〜2.09 ng/mL
尿中 C-ペプチド（蓄尿）	29.2〜167 μg/日
グルカゴン（IRG）	70〜174 pg/mL
痛風・関節炎関連	
尿酸	男性：3.7〜7.8 mg/dL 女性：2.6〜5.5 mg/dL
尿尿酸（蓄尿）	0.4〜1.2 g/日
炎症関連	
CRP（C 反応性蛋白）	0〜0.14 mg/dL

アレルギー関連	
IgE（非特異的）	170 IU/mL 以下
出血性関連	
PT（プロトロンビン時間）	10～12 秒
活性 PT	80～100%
APTT（活性化部分トロンボプラスチン時間）	25～37 秒
PLT（血小板数）	15.8～34.8×10^4/μL
D ダイマー	1.0 μg/mL 未満
AT Ⅲ（アンチトロンビンⅢ）	79～121%
心・血管系関連	
CPK（クレアチンキナーゼ）	男性：59～248 IU/L 女性：41～153 IU/L
レニン	臥位：0.3～2.9 ng/mL/時 立位：0.3～5.4 ng/mL/時
膵外分泌関連	
アミラーゼ	血液：44～132 IU/L 尿：65～700 IU/L
リパーゼ	15～53 IU/L
その他	
アルブミン	4.1～5.1 g/dL
総蛋白（TP）	6.6～8.1 g/dL
A/G 比（アルブミン/グロブリン比）	1.32～2.23

B 臨床検査値

2 BUN（尿素窒素）

参考正常値	変動	異常となる病態
BUN（尿素窒素） 9～21 mg/dL	20～50 mg/dL	（持続性） 　腎障害初期/痛風/前立腺肥大 （一過性） 　消化管出血/高蛋白食摂取/うっ血性心不全
	50 mg/dL≦	（持続性） 　慢性腎炎/尿毒症 （一過性） 　急性腎不全
	低値	（持続性） 　尿崩症/肝不全 （一過性） 　マンニトール利尿/低蛋白食摂取

付
録

B 臨床検査値

3 SCr（血清クレアチニン）・尿量（24時間）

参考正常値	変動	異常となる病態
SCr（血清クレアチニン） 男性：0.6〜1.2 mg/dL 女性：0.4〜0.9 mg/dL 透析導入時期予測は 1/SCr≦0.1	1.5〜3.0 mg/dL	腎障害初期/心不全/血液濃縮
	3.0 mg/dL≦	腎不全末期/尿毒症/末端肥大/巨人症
	低値	妊娠初期/尿崩症/筋萎縮疾患
	BUN/SCr<10	糸球体腎炎（急・慢性）/腎不全/尿毒症
	BUN/SCr>10	消化管出血/高蛋白食摂取/うっ血性心不全/尿路開塞
尿量（24時間） 男性： 　1,200〜1,500 mL 女性： 　1,000〜1,200 mL 6〜12歳： 　500〜1,200 mL 1〜6歳： 　300〜1,000 mL	多尿 （2,000 mL以上）	糖尿病/尿崩症/急性腎不全利尿期/慢性腎不全（萎縮腎）など
	乏尿・無尿 （400 mL以下）	発熱/脱水症/発汗/嘔吐/下痢/心不全/ネフローゼ/急性糸球体腎炎

B

臨床検査値

C 製剤一覧

1 輸液剤組成一覧

略号表

糖質		電解質	
Glu：グルコース	Sor：ソルビトール	Lac⁻：L-Lactate⁻	Mal²⁻：Malate²⁻
Fru：フルクトース	Mal：マルトース	Ace⁻：Acetate⁻	Cit³⁻：Citrate³⁻
Xyl：キシリトール	Gly：グリセリン	Gluco⁻：Gluconate⁻	Asp⁻：L-Aspartate⁻

開始液（1号液）

製品名	会社名	容量（mL）	糖		電解質	
			糖質	%	Na^+	K^+
ソルデム1 ソリタ-T1号 YDソリタ-T1号 リプラス1号	テルモ 陽進堂 陽進堂 扶桑	200，500	Glu	2.6	90 90 90 90.8	－
デノサリン1 KN1号	テルモ 大塚工場	200，500	Glu	2.5	77	－

脱水補充液（2号液）

製品名	会社名	容量（mL）	糖		電解質	
			糖質	%	Na^+	K^+
ソルデム2	テルモ	200，500	Glu	1.45	77.5	30
KN2号	大塚工場	500	Glu	2.35	60	25
ソリタ-T2号	陽進堂	200，500	Glu	3.2	84	20

術後回復液（4号液）

製品名	会社名	容量（mL）	糖		電解質	
			糖質	%	Na^+	K^+
ソルデム6 KN4号	テルモ 大塚工場	200，500 500	Glu	4	30	－
ソリタ-T4号	陽進堂	200，500	Glu	4.3		

付録

288

(mEq/L)			pH	浸透圧比 (約)	熱量 (kcal/L)
Mg^{2+}	Cl$^-$	Lac$^-$			
—	70 70 70 70.8	20	4.5〜7.0 3.5〜6.5 3.5〜6.5 4.5〜5.5	1 1 1 1.0〜1.2	104
—	77	—	3.5〜6.0 4.0〜7.5	1	100

(mEq/L)				pH	浸透圧比 (約)	熱量 (kcal/L)
Mg^{2+}	Cl$^-$	Lac$^-$	P(mmol/L)			
—	59	48.5	—	4.5〜7.0	1	58
2	49	25	6.5	4.5〜7.0	1	94
—	66	28	10	3.5〜6.5	1	128

(mEq/L)			pH	浸透圧比 (約)	熱量 (kcal/L)
Mg^{2+}	Cl$^-$	Lac$^-$			
—	20	10	4.5〜7.0 4.0〜7.5	0.9 1	160
			3.5〜6.5	1	172

維持液（3号液）

製品名	会社名	容量（mL）	糖		Na⁺
			糖質	%	
ソルデム 3 KN 3 号	テルモ 大塚工場	200, 500	Glu	2.7	50
フルクトラクト注	大塚工場	200, 500	Fru		
KNMG 3 号	大塚工場	500	Glu	10	
YD ソリタ–T3 号 ソルデム 3A ソリタ–T3 号 ハルトマン–G3 号 ユエキンキープ ヒシナルク 3 号	陽進堂 テルモ 陽進堂 共和 光 ニプロ	200, 500 200, 500, 1,000 200, 500 200, 500 200, 500 200, 500	Glu	4.3	35
YD ソリタ–T3 号 G ソルデム 3AG ソリタ–T3 号 G	陽進堂 テルモ 陽進堂	200, 500	Glu	7.5	35
ソルデム 3PG 10%EL–3 号	テルモ 陽進堂	200, 500 500	Glu	10	40
EL–3 号	陽進堂	500	Glu	5	
フィジオ 35 グルアセト 35 注 フィジオゾール 3 号 アステマリン 3 号 MG	大塚工場 共和 大塚工場 ファイザー	250, 500 250, 500 500 500	Glu	10	35
リプラス 3 号	扶桑	200, 500	Glu	5	40
ソルマルト アクチット エスロン B ペンライブ注 アクマルト アルトフェッド注射液	テルモ 扶桑 共和 ファイザー 光 扶桑	200, 500 200, 500 200, 500 200, 300, 500 200, 500 200, 500	Mal	5	45
ヴィーン 3G アセテート維持液 3G「HK」 アセトキープ 3G 注	扶桑 光 共和	200, 500	Glu		
クリニザルツ	共和	500	Xyl	5	45

フィジオ 35 はその他に Ca²⁺ 5 mEq/L，Gluco⁻ 5 mEq/L を含む

P：phosphate

電解質（mEq/L）					pH	浸透圧比（約）	熱量（kcal/L）
K⁺	Mg²⁺	Cl⁻	Lac⁻	H₂PO₄⁻			
20	—	50	20	—	4.5～7.0	0.9	108
					4.0～7.5	1	
					4.0～7.5	1	
					3.5～7.0	3	400
20	—	35	20	—	3.5～6.5	1	172
					5.0～6.5	1	
					3.5～6.5	1	
					4.0～6.0	1.0～1.6	
					5.0～7.0	1	
					3.5～6.5	1	
20	—	35	20	—	3.5～6.5	2	300
					5.0～6.5		
					3.5～6.5		
35	—	40	20	P 8 mmol/L	4.0～6.0	3	400
						2	200
20	3	28	Ace⁻ 20	P 10 mmol/L	4.7～5.3	2～3	400
		28	Ace⁻ 20	P 10 mmol/L	4.7～5.3	2.4～2.8	
		38	20	—	4.0～5.2	2～3	
		38	20	—	4.0～5.2	2.0～2.9	
20	—	40	20	—	4.5～5.5	1.4～1.5	200
17	5	37	Ace⁻ 20	10	4.3～6.3	1	200
					4.3～6.3	1	
					4.3～6.3	0.9～1.0	
					4.3～6.3	0.9～1.0	
					4.0～6.0	1	
					4.5～6.0	0.9～1.0	
					4.3～6.3	1.5	
					4.3～6.3	1.4～1.6	
					4.3～6.3	1.3～1.7	
25	5	45	Ace⁻ 20	10	5.0～6.5	1.5～1.8	200

アミノ酸製剤

製品名	会社名	容量（mL）	糖	
			糖質	%
アミゼット B	テルモ	200		
アミパレン	大塚工場	200，300，400		
アミニック	陽進堂	200	―	―
モリプロン F	陽進堂	200		
プロテアミン 12	テルモ	200	―	―
ネオアミュー	陽進堂	200		
キドミン	大塚工場	200，300		
テルフィス	テルモ	200，500		
ヒカリレバン	光	200，500	―	―
アミノレバン	大塚工場	200，500		
モリヘパミン	エイワイ-EA	200，300，500	―	―
アミカリック	テルモ	200，500	Glu	7.5
ツインパル	陽進堂	500，1,000	Glu	7.5
プラスアミノ	大塚工場	200，500	Glu	7.5
ハイ・プレアミン	扶桑	20	―	―
ハイ・プレアミン S	扶桑	20	―	―
プレアミン-P	扶桑	200	―	―

付

録

電解質（mEq/L）		総遊離アミノ酸（g/dL）	総窒素（g/dL）	pH	浸透圧比（約）	
Na⁺	Cl⁻					
— 約2 2.9未満 1.5未満	—	10	1.56 1.57 1.52 1.52	6.1~7.1 6.5~7.5 6.8~7.8 5.5~6.5	3	
約150	約150	11.36	1.815	5.7~6.7	5	
約2	—	5.9 7.2	0.81 1	6.6~7.6 6.5~7.5	2	腎不全用
約14 約3 約14	約94 約19 約94	7.99	1.22	5.9~6.9 5.5~6.5 5.5~6.5	3	肝不全用
約3 30 35 約34 約8 約8 約3	— 50 35 約34 約137 約137 —	7.47 2.75 3 2.7 9.22 9.22 7.6	1.318 0.43 0.47 0.42 1.43 1.43 1.18	6.6~7.6 4.6~5.6 約6.9 約4.6 5.0~6.5 5.0~6.5 6.5~7.5	3 3 3 3 3.0~3.4 3.9~4.3 2.3~2.8	

細胞外液補充液

製品名	会社名	容量（mL）	糖	
			糖質	%
ソルラクト ラクテック注 ラクトリンゲル液 "フソー" ハルトマン液「コバヤシ」 ハルトマン pH8「NP」 ハルトマン「NP」 ニソリ	テルモ 大塚工場 扶桑 共和 ニプロ ニプロ ファイザー	250, 500, 1,000 250, 500, 1,000 200, 500, 1,000 500 500, 1,000 500 500	—	—
ソルアセト F ヴィーン F リナセート F ソリューゲン F 注 ビカーボン	テルモ 扶桑 陽進堂 共和 陽進堂	500, 1,000 500 500 500 500	—	—
ソルラクト D ラクテック D 注 ハルトマン D 液「小林」	テルモ 大塚工場 共和	250, 500 500 500	Glu	5
ソルアセト D ヴィーン D アクメイン注 ソリューゲン G 注 ペロール注 リナセート D	テルモ 扶桑 光 共和 ファイザー 陽進堂	250, 500 200, 500 200, 500 200, 300, 500 300, 500 200, 500	Glu	5
ソルラクト S ラクテック G ラクトリンゲル S 注「フソー」 ニソリ・S 注	テルモ 大塚工場 扶桑 ファイザー	250, 500 250, 500, 1,000 200, 500 500	Sor	5
ソルラクト TMR ポタコール R ラクトリンゲル M 注「フソー」 ニソリ M 注 ビカネイト リンゲル液「オーツカ」 リンゲル液「フソー」	テルモ 大塚工場 扶桑 ファイザー 大塚工場 大塚工場 扶桑	250, 500 250, 500 200, 500 250, 500 500, 1,000 500 500	Mal Mal Mal Mal — — —	5 5 5 5 — — —
フィジオ 70	大塚工場	500	Glu	2.5
フィジオ 140	大塚工場	250, 500	Glu	1

ビカーボンはその他に Mg^{2+} 1 mEq/L, Cit^{3-} 5 mEq/L を含む
ビカネイトはその他に Mg^{2+} 2 mEq/L, Cit^{3-} 4 mEq/L を含む
フィジオ 140 はその他に Mg^{2+} 2 mEq/L, Gluco$^-$ 3 mEq/L, Cit^{3-} 6 mEq/L を含む

その他糖・電解質維持液

製品名	会社名	容量（mL）	糖		電解質		
			糖質	%	Na$^+$	K$^+$	Mg^{2+}
トリフリード	大塚製薬	500, 1,000	Glu Fru Xyl	6.0 3.0 1.5	35	20	5
ソリタックス–H	陽進堂	500	Glu	12.5	50	30	3

電解質 (mEq/L)					pH	浸透圧比 (約)	熱量 kcal/L
Na⁺	K⁺	Ca²⁺	Cl⁻	Lac⁻			
131		3	110	28	6.0~7.5	0.9	
130		3	109	28	6.0~7.5	0.9	
130.4		2.7	109.4	27.7	6.0~7.5	0.8~1.0	
130	4	3	109	28	6.0~7.5	0.7~1.1	—
131		3	110	28	7.8~8.2	1	
131		3	110	28	6.0~7.5	1	
130		3	109	28	6.5~7.5	0.5~1.4	
131			109	Ace⁻ 28	6.5~7.5	0.9	
130			109	Ace⁻ 28	6.0~7.5	1	
130	4	3	109	Ace⁻ 28	6.5~7.5	1	—
130			109	Ace⁻ 28	6.5~7.5	0.8~1.0	
135			113	HCO₃⁻ 25	6.8~7.8	0.9~1.0	
131			110		4.5~7.0	2	
130	4	3	109	28	3.5~6.5	2	200
131			110		4.1~4.9	1.8~2.2	
131					4.0~6.5	2	
130					4.0~6.5	2	
130					4.0~6.5	2	
130	4	3	109	Ace⁻ 28	4.0~6.5	1.8~2.1	200
130					4.0~6.5	1.8~2.1	
130					4.5~6.0	2	
131		3	110	28	6.0~7.5	2	
130	4	3	109	28	6.0~8.5	2	200
130.4		2.7	109.4	27.7	5.5~6.5	1.8~2.0	
130		3	109	28	5.0~7.5	1.5~2.4	
131		3	110	28	3.5~6.5	1	200
130		3	109	28	3.5~6.5	1.5	200
130.4		2.7	109.4	27.7	4.5~6.0	1.4~1.5	200
130	4	3	109	28	3.5~6.5	1.4~1.5	200
130		3	109	HCO₃⁻ 28	6.8~7.8	0.9	—
147		4.5	155.5	—	5.0~7.5	1	—
147.2		4.5	155.7	—	5.0~7.5	0.9~1.1	—
70	4	3	52	Ace⁻ 25	4.7~5.3	1	100
140	4	3	115	Ace⁻ 25	5.9~6.2	1	40

(mEq/L)				P	Zn	pH	浸透圧比 (約)	総熱量 (kcal/L)
Ca²⁺	Cl⁻	Ace⁻	Cit³⁻	(mmol/L)	(μmol/L)			
5	35	6	14	10	5	4.5~5.5	2.6	420
5	48	Lac⁻ 20	—	10	—	5.7~6.5	3	500

C 製剤一覧

2 経腸栄養剤組成一覧

テルミールシリーズ組成一覧（100 kcal あたり）

製品名		テルミール 2.0 α	テルミールミニ α
1 Pack 容量	(mL)	200	125
熱量	(kcal)	400	200
100 kcal あたりの mL		50(2.0 kcal/mL)	62.5(1.6 kcal/mL)
蛋白質	(g)	14.5	7.3
脂質	(g)	15.0	7.5
炭水化物	(g)	52.0	26.7
食物繊維	(g)	(0.6)	2.5
オリゴ糖	(g)	—	1.0
ビタミン	A (μgRE)	283	170[※1]
	D (μg)	1.83	1.10
	B₁ (mg)	0.83	1
	B₂ (mg)	0.67	0.48
	B₆ (mg)	1.00	1.00
	ナイアシン (mgNE)	7.0	4.5
	パントテン酸 (mg)	3.00	1.80
	葉酸 (μg)	100	100
	B₁₂ (μg)	3.00	3.00
	C (mg)	60	60
	K (μg)	25.0	15.0
	E (mg)	3.00	6.00
ミネラル	Na (mg)	200	150
	Cl (mg)	200	100
	K (mg)	200	150
	Mg (mg)	75	60
	Ca (mg)	150	120
	P (mg)	200	80
	Fe (mg)	3.0	2.4
	Mn (mg)	1.40	0.80
	Cu (mg)	0.48	0.20
	Zn (mg)	4.8	2.4
	Se (μg)	20	6
	Cr (μg)	UD	8
浸透圧	(mOsm/L)	450【480】	470【420】
容器		無菌紙容器	無菌紙容器
備考		UD：検出限界以下 【 】はストロベリー味 アレルギー表示：乳成分	※1：ビタミン A 170 μgRE（レチ ノール 62 μg，β カロチン 100 μg） 【 】は抹茶味 アレルギー表示：乳成分，大豆

付録

296

食品・液体タイプ		
半消化態流動食		
テルミールミニ	エフツーアルファ	
125	200	1,000
200	200	1,000
62.5(1.6 kcal/mL)	100(1.0 kcal/mL)	100(1.0 kcal/mL)
7.3	10.0	50
7.5	4.4	22.0
26.0	31.0	155.0
(0.6)	4.0	20.0
—	0.8	4.0
142	170	850
0.92	1.10	5.50
0.42	0.42	2.1
0.33	0.48	2.40
0.50	1.00	5.00
3.5	4.5	22.5
1.50	1.80	9.00
50	100	500
1.50	3.00	15.00
50	60	300
12.5	30.0	75.0
1.50	6.00	30.00
100【175】	200	1,000
150	125	625
100	220	1,100
20	70	350
90	180	900
90	140	700
1.7	2.4	12.0
0.70	0.80	4.00
0.20	0.20	1.00
2.4	2.4	12.0
10	6	30
10	8	40
390	370	370
無菌紙容器	無菌紙容器	
【 】はコーンスープ味 アレルギー表示 　コーヒー，バナナ，麦茶味：乳 成分，コーンスープ味：乳成分， 小麦，大豆	アレルギー表示：乳成分，大豆	

テルミールシリーズ組成一覧（100 kcal あたり）

製品名		食品・液体タイプ	
			半消化態流動食
		レナウェル 3	レナウェル A
1 Pack 容量	(mL)	125	125
熱量	(kcal)	200	200
100 kcal あたりの mL		62.5(1.6 kcal/mL)	62.5(1.6 kcal/mL)
蛋白質	(g)	3.0	0.75
脂質	(g)	8.9	8.9
炭水化物	(g)	30.0	32.3
食物繊維	(g)	3.0	3.0
オリゴ糖	(g)	—	—
ビタミン	A (μgRE)	30	30
	D (μg)	0.125	0.125
	B_1 (mg)	0.5	0.5
	B_2 (mg)	0.68	0.68
	B_6 (mg)	1.0	1.0
	ナイアシン (mgNE)	8.0 mg	8.0 mg
	パントテン酸 (mg)	3.6	3.6
	葉酸 (μg)	100	100
	B_{12} (μg)	2.5	2.5
	C (mg)	30	30
	K (μg)	(9.6)	(9.6)
	E (mg)	6	6
ミネラル	Na (mg)	60	60
	Cl (mg)	15	15
	K (mg)	20	20
	Mg (mg)	3	3
	Ca (mg)	10	10
	P (mg)	20	20
	Fe (mg)	2.5	2.5
	Mn (mg)	(0.011)	(0.011)
	Cu (mg)	(0.004)	(0.002)
	Zn (mg)	(0.06)	(0.05)
	Se (μg)	—	—
	Cr (μg)	—	—
浸透圧	(mOsm/L)	340	410
容器		無菌紙容器	無菌紙容器
備考		アレルギー表示：乳成分，大豆	アレルギー表示：乳成分，大豆

（1 パックあたり）

	タピオン α
	200
	200
	100(1 kcal/mL)
	8.0
	9.0
	25.6
	3.6
	1.0
	182
	1.00
	0.42
	0.48
	1.00
	4.6 mg
	1.80
	100
	3.00
	60
	15.0
	6.00
	200
	200
	240
	50
	130
	120
	2.0
	0.80
	0.18
	2.0
	12
	12
	250
	アルミパック包装
	アレルギー表示：乳成分，大豆

			食品・液体タイプ
			清涼飲料
製品名			テゾン
1 Pack 容量		(mL)	125
熱量		(kcal)	20
蛋白質		(g)	0〜1.3【0】
脂質		(g)	0.0
炭水化物		(g)	4.5【4.8】
食物繊維		(g)	(0.4)【(0.3)】
ビタミン	B_1	(mg)	0.43
	B_2	(mg)	0.50
	B_6	(mg)	0.47
	ナイアシン	(mgNE)	4.7
	パントテン酸	(mg)	2.0
	葉酸	(μg)	80
	B_{12}	(μg)	0.8
	C	(mg)	33
ミネラル	Na	(mg)	0〜63
	Cl	(mg)	(12.5)【(UD)】
	K	(mg)	(19.5)【(42.4)】
	Mg	(mg)	(1.1)【(1.4)】
	Ca	(mg)	(11.3)【(1.4)】
	P	(mg)	(9.0)【(3.1)】
	Fe	(mg)	2.5
	Mn	(mg)	1.3
	Cu	(mg)	0.3
	Zn	(mg)	4.0
	Se	(μg)	20
	Cr	(μg)	13
浸透圧		(mOsm/L)	185【255】
容器			無菌紙容器
備考			【 】はアップル風味 アレルギー表示 　アップル風味：りんご，サワー風味：乳成分

C 製剤一覧

テルミールシリーズ組成一覧（100 kcal あたり）

製品名			食品・半固形タイプ	
			半消化態流動食	
製品名			テルミールソフト	テルミールソフト M
1Pack 容量		mL(g)	182 (200)	114 (125)
熱量		(kcal)	300	200
100 kcal あたりの mg			60.7(1.65 kcal/mL)	57(1.75 kcal/mL)
蛋白質		(g)	9.0	6.0
脂質		(g)	9.0	6.0
炭水化物		(g)	45.8	30.5
食物繊維		(g)	(1.0)	(0.6)
ビタミン	A	(μgRE)	213	142
	D	(μg)	1.38	0.92
	B$_1$	(mg)	0.63	0.42
	B$_2$	(mg)	0.50	0.33
	B$_6$	(mg)	0.75	0.50
	ナイアシン	(mgNE)	5.3	3.5
	パントテン酸	(mg)	2.25	1.50
	葉酸	(μg)	75	50
	B$_{12}$	(μg)	2.25	1.50
	C	(mg)	45	30
	K	(μg)	18.8	12.5
	E	(mg)	2.25	1.50
ミネラル	Na	(mg)	150	100
	Cl	(mg)	105	100
	K	(mg)	150	100
	Mg	(mg)	88	58
	Ca	(mg)	175	117
	P	(mg)	(35)	(22)
	Fe	(mg)	2.5	1.7
	Mn	(mg)	1.00	0.67
	Cu	(mg)	0.33	0.22
	Zn	(mg)	3.6	2.4
	Se	(μg)	15	10
浸透圧		(mOsm/L)	380（参考値）	420（参考値）
容器			スパウト付容器	スパウト付容器
備考			アレルギー表示：乳成分，大豆	アレルギー表示：乳成分，大豆

付録

医薬品経腸栄養剤組成一覧（100 kcal あたり）

			医薬品			
			成分栄養剤（ED）			消化態栄養剤
製品名			エレンタール配合内用剤	エレンタールP乳幼児用配合内用剤	ヘパンED配合内用剤（肝不全用）	ツインラインNF配合経腸用液（等量配合）
会社名			EAファーマ	EAファーマ	EAファーマ	大塚工場
主成分			結晶アミノ酸(17種類)/デキストリン/ダイズ油	結晶アミノ酸(18種類)/デキストリン/ダイズ油	結晶アミノ酸(15種類)/デキストリン/ダイズ油	乳蛋白質加水分解物/L-メチオニン/L-トリプトファン/マルトデキストリン/トリカプリリン/サフラワー油
100 kcal あたりのmL（または g）			26.7 g	25.6 g	25.8 g	100 mL
蛋白質 g		(kcal)	4.38(17.52)	3.13(12.52)	3.61(14.4)	4.05(16.20)
脂質 g		(kcal)	0.17(1.53)	0.90(8.1)	0.90(8.13)	2.78(25.02)
炭水化物 g		(kcal)	21.14(84.56)	19.9(79.6)	19.9(79.6)	14.68(58.72)
ビタミン	A	(IU)	216	346	232	207
	D	(IU)	17.1	109	49	13.5
	B$_1$	(mg)	0.051	0.081	0.227	0.202
	B$_2$	(mg)	0.081	0.131	0.298	0.225
	B$_6$	(mg)	0.073	0.117	0.178	0.248
	ナイアシン	(mg)	0.73	1.17	1.06	2.48
	パントテン酸	(mg)	0.37	0.58	0.48	0.94
	葉酸	(μg)	14.7	23.6	42.6	25
	B$_{12}$	(μg)	0.24	0.38	0.71	0.32
	C	(mg)	2.60	9.8	7.55	22.5
	K	(μg)	3	4.62	14.2	6.25
	E	(mg)	1.10	1.76	5.35	0.67
ミネラル	Na	(mg)	86.7	92.8	59.4	69
	Cl	(mg)	172	165	121.5	106.5
	K	(mg)	72.5	159	70.3	117.5
	Mg	(mg)	13.3	14.0	12.9	14
	Ca	(mg)	52.5	109	79	44
	P	(mg)	40.5	84.4	61	53
	Fe	(mg)	0.60	1.64	0.34	0.63
	Mn	(μg)	100	159	93.5	160
	Cu	(mg)	0.067	0.113	0.068	0.023
	Zn	(mg)	0.60	0.95	1.15	0.95
	Se	(μg)	―	―	―	1.2
n-6/n-3			―	―	―	―
浸透圧		(mOsm/L)	―	―		混合液：470～510 mOsm/kg

医薬品経腸栄養剤組成一覧（100 kcal あたり）

			医薬品	
			消化態栄養剤	半消化態栄養剤
製品名			アミノレバン EN 配合散 （肝不全用）	エネーボ配合 経腸用液
会社名			大塚工場	アボットジャパン
*主成分			アミノ酸/デキストリン/コメ油	牛乳蛋白質/乳清蛋白質/大豆蛋白質/ 高オレイン酸ヒマワリ油/ナタネ油/ 中鎖脂肪酸トリグリセリド/魚油/デキ ストリン/白糖
100 kcal あたりのmL （または g）			23.5 g	83.3 mL
蛋白質 g		(kcal)	6.34(25.3)	4.5(18)
脂質 g		(kcal)	1.74(15.6)	3.2(28.8)
炭水化物 g		(kcal)	14.8(59.2)	13.2(52.8)
ビタミン	A	(μg)	218.8	211
	D	(μg)	21.8	37.3
	B$_1$	(mg)	0.05	0.17
	B$_2$	(mg)	0.075	0.27
	B$_6$	(mg)	0.047	0.26
	ナイアシン	(mg)	0.71	1.5
	パントテン酸	(mg)	0.51	0.83
	葉酸	(μg)	23.5	22.7
	B$_{12}$	(μg)	0.23	0.29
	C	(mg)	2.88	21
	K	(μg)	2.58	9.7
	E	(mg)	3.98	3.7
ミネラル	Na	(mg)	18.3	77
	Cl	(mg)	102.7	83
	K	(mg)	99.6	100
	Mg	(mg)	9.5	17.3
	Ca	(mg)	27.4	96.7
	P	(mg)	43.4	83.3
	Fe	(mg)	0.62	1.47
	Mn	(μg)	89.2	0.47
	Cu	(mg)	0.06	0.16
	Zn	(mg)	0.4	1.5
	Se	(μg)	―	6.7
n-6/n-3			―	―
浸透圧		(mOsm/L)	―	約350

* 主成分はビタミン，電解質を除く

	ラコール NF 配合経腸用液	ラコール NF 配合経腸用半固形剤	エンシュア・H	エンシュア・リキッド	イノラス配合経腸用液
	大塚工場		アボットジャパン	アボットジャパン	大塚工場
	乳カゼイン/分離大豆蛋白質/トリカプリリン/ダイズ油/シソ油/パーム油/マルトデキストリン/精製白糖		カゼイン Na/カゼイン NaCa/分離大豆蛋白質/デキストリン/精製白糖/トウモロコシ	カゼイン Na/カゼイン NaCa/分離大豆蛋白質/デキストリン/精製白糖/トウモロコシ油/大豆リン脂質	濃縮した蛋白質/カゼイン Na/部分加水分解デンプン/イヌリン/トウモロコシ油/シソ油/魚油
	100 mL	100 g	66.7 mL	100 mL	62.5 mL
	4.38(17.28)		3.5(14.0)	3.5(14.0)	4.0(12.0)
	2.23(20.07)		3.52(31.5)	3.52(31.5)	3.22(30.0)
	15.62(62.48)		13.7(54.8)	13.7(54.8)	13.26(53.1)
	207		250	250	314.6
	13.6		20	20	66.8
	0.38		0.15	0.15	0.155
	0.245		0.17	0.17	0.178
	0.375		0.20	0.20	0.16
	2.50		2.0	2.0	1.67
	0.958		0.50	0.50	0.67
	38		20	20	26.7
	0.32		0.61	0.6	0.5
	28.1		15	15	22.2
	62.5		7.0	7.0	8.33
	0.65		3.0	3.0	2.49
	73.8		80	80	90
	117		136	136	138.7
	138		149	148	183.7
	19.3		20	20	41.1
	44		53	53	88.9
	44		53	52	111.1
	0.625		0.90	0.90	1.22
	133		200	200	0.1
	0.125		0.1	0.1	443.7
	0.64		1.5	1.5	1.33
	—		—	—	5.63
	3		—	—	—
	330〜360	—	約540	約330	約670

参考文献

1) 新・輸液ガイド. Medical Practice 23(臨時増刊)，2006
2) 日常臨床にみる水・電解質と酸塩基平衡. Medicina 34(5)：1997
3) 薬剤師のための静脈・経腸栄養管理の基礎知識. 薬局 56(1)：2005
4) 臨床検査ガイド 2005〜2006，Medical Practice 編集委員会編，文光堂，東京，2005
5) 飯野靖彦：一目でわかる輸液，第3版，メディカル・サイエンス・インターナショナル，東京，2013
6) 動脈硬化性疾患予防のための脂質異常症診療ガイド 2018年版，日本動脈硬化学会編，2018
7) 岩佐正人：コメディカルのための静脈・経腸栄養ガイドライン，南江堂，東京，2000
8) 北岡建樹：チャートで学ぶ輸液療法の知識，南山堂，東京，1998
9) 薬剤師のための輸液・栄養療法，東京都病院薬剤師会編，薬事日報社，東京，2004
10) 病態生理と症例から学ぶ輸液ガイド. Medical Practice 32(臨時増刊)，2015
11) 研修医のための輸液療法，浅野　泰編，朝倉書店，東京，2003
12) 処方設計にチャレンジ これでわかる静脈栄養法，倉本敬二編，月刊薬事 2011年9月臨時増刊号，じほう，東京，2011
13) 根拠からよくわかる 注射薬・輸液の配合変化，赤瀬朋秀，中村　均編，羊土社，東京，2009
14) 輸液療法パーフェクト，飯野靖彦編，レジデントノート増刊 11(suppl)，2009
15) 新・静脈栄養・経腸栄養ガイド. Medical Practice 26(臨時増刊)，2009
16) わかりやすい輸液製剤，郡　修徳，栄田敏之編，廣川書店，東京，2009
17) 谷口英喜：すぐに役立つ 経口補水療法ハンドブック，日本医療企画，東京，2010
18) 静脈経腸栄養ガイドライン，第3版，日本静脈経腸栄養学会編，照林社，東京，2013
19) 糖尿病治療ガイド 2018-2019，日本糖尿病学会編・著，文光堂，東京，2018
20) 急性・慢性心不全診療ガイドライン（2017年改訂版），日本循環器学会/日本心不全学会合同ガイドライン委員会，2017

参考文献

21) 肝硬変診療ガイドライン 2015（改訂第 2 版），日本消化器病学会，2015

22) 急性膵炎診療ガイドライン 2015，第 4 版，急性膵炎診療ガイドライン 2015 改訂出版委員会編，2015

23) ㈱エスアールエル ホームページ（https://www.srl-group.co.jp/ 2019 年 9 月アクセス）

24) シスメックス㈱ ホームページ (https://primary-care.sysmex.co.jp/2019 年 9 月アクセス)

25) 日本における主要な臨床検査項目の共用基準範囲―解説と手引き―，日本臨床検査標準協議会編，2019

索　引

・欧文索引・

A

α–ケト酸　24
AAA　22, 52
ACE 阻害薬　194
ADH　10
Alb　140
AMC　139
anion gap（AG）　124, 127
ANP　10, 192
ARF　212
AVP　192

B

β 遮断薬　194
bacterial translocation　34, 58, 165
BCAA　22, 52, 230
BEE　148
BMI　139
BUN　286

C

CAPD　209
ChE　140
COPD　219
CRF　211, 212

D

DEHP　269
DKA　183

E

ED　145
ESPEN EN Guideline　179

F

FENa　83
FFA　26
Forrester 分類　195

H

Harris-Benedict の式　148
HDL　26
Henderson-Hasselbalch の式　119, 270

I

%IBW　139
IDL　26
IV push 法　273

K

Kussmaul 大呼吸　120
K 欠乏症　101

L

LCT　27
LDL　26
LPL　26
LRD　145

M

Mailard 反応　267
MCT　27

N

Na 欠乏型脱水症　73
Na 欠乏量　72
Na 必要量　72
NPC/N 比　23

307

索 引

N バランス　141

O

ODA　136
ORS　53

P

PA　140
Payne の式　107
PEM　232
PG　192
pH 上昇　261
pH 低下　260
pH 変動試験　271
pH 変動スケール　271
Piggyback 法　273
PPN　160, 163
PPN 剤　43, 44
PTH　106

R

RAA 系　99, 192

RBP　140
refeeding syndrome　166
RMR　149
RQ　221

S

SCr　287
SGA　136
SIADH　81, 83

T , V

Tandem 法　273
TC　140
TEE　149
Tf　140
TG　26
TLC　140
TPN　145, 160
TPN 剤　30, 32, 43, 46
TSF　139

VLDL　26

• 和文索引 •

あ

アシドーシス　94
アミノ酸　19, 22
アミノ酸加総合電解質液　44
アミノ酸輸液　36, 45, 292
アラスムス型栄養障害　220
亜硫酸塩類　268
アルカリ化薬　129
アルギニン-バソプレシン　192
アルブミン　140
安静時代謝率　149
安全係数　77
アンモニア　24

い

維持液　38, 290
維持輸液量　78
1 号液　38, 288
1 日投与エネルギー　149
一価不飽和脂肪酸　25
医薬品経腸栄養剤　301

え

栄養アセスメント　136
栄養素の組成　151
栄養投与ルート　144, 146
栄養評価指標　137
栄養輸液　36

索 引

栄養療法　136
　——の適応基準　143
嚥下障害　201
炎症性腸疾患　65, 232

か

開始液　38, 288
潰瘍性大腸炎　234
カイロミクロンレムナント　26
化学的配合変化　259
渇中枢　9
活動係数　149
合併症　156, 163
カテーテル挿入　167, 254
カテーテル敗血症　168
果糖　20
カルシトニン　106
肝炎　227
がん患者　238
肝硬変　225
肝性脳症　228
肝性脳症改善アミノ酸輸液　52
肝不全　62, 224, 227
肝不全用アミノ酸製剤　293
肝不全用経腸栄養剤　230
含量低下　272

き

気胸　167
希釈効果　272
キシリトール　20
偽性高 K 血症　94
偽性低 K 血症　95
基礎代謝量　148
基礎熱量消費量　148
客観的栄養評価　136
急性肝不全　224, 227
急性呼吸不全　218
急性心不全　197
急性腎不全　204, 212
急性膵炎　235
胸管損傷　167

胸腔内注入（カテーテル）　167
強心薬　194, 197
許容投与速度　80
近位尿細管　118

く

グルコース　20
クローン病　232

け

経口補水液　53
経静脈栄養療法　144, 159
経腸栄養剤　58, 62, 296
経腸栄養療法　58, 144, 145
劇症肝炎　227
血管外漏出　257
血管拡張薬　194, 197
血管内脱水　173
血胸　167
血行動態分類　195
血腫　167
血漿浸透圧　279
血漿浸透圧ギャップ　90
血漿増量薬　36, 40
血清クレアチニン　287
ケト原性アミノ酸　24
下痢　157

こ

コアリング　256
高 Ca 血症　105, 108
高 Cl 性代謝性アシドーシス　235
高 K 血症　94, 96, 103
高 Mg 血症　112, 114
高 Na 血症　81, 82, 85
高 P 血症　109, 111
高アンモニア血症　169
高カロリー輸液　36
高血糖　25, 169
膠質浸透圧　6
高浸透圧高血糖状態　183, 185
高炭酸ガス血症　218

309

索　引

高窒素血症　169
高張性脱水　68, 75
高張性電解質輸液　41
高濃度糖加維持液　44
抗利尿ホルモン　10
高齢者　242
呼吸商　221
呼吸性アシドーシス　119, 120, 132
呼吸性アルカローシス　119, 120, 132
呼吸不全　218
コリンエステラーゼ　140
混合投与　273
昏睡　183
混濁　260, 264, 272
混注法　273

細胞外液　2, 5
細胞外液補充液　246, 294
細胞外液量　84, 86, 91
細胞内液　2, 5
細胞内脱水　92
酢酸　38
サルコペニア　244
酸塩基平衡異常　115
　　──の鑑別　123, 126
酸化防止剤　268
3号液　38, 290
三大栄養素　19

脂質　19
脂肪肝　25
脂肪酸　25
脂肪乳剤　28, 36, 80, 266
周術期　172
重炭酸緩衝系　116
重炭酸リンゲル　38
終末期がん患者　240
主観的包括評価　136

手術侵襲　174
術後栄養療法　180
術後回復液　38, 288
術後輸液　177
術前栄養介入の適応基準　179
術前栄養療法　179
昇圧薬　197
消化液　15, 176
　　──の電解質組成　15, 176
消化管粘膜の廃用性萎縮　165
消化吸収能　65
消化態栄養剤　59, 61, 154
晶質浸透圧　6
脂溶性ビタミン　29
小児　246
静脈栄養法　145
静脈栄養輸液剤　43
静脈炎　163
上腕筋周囲　139
上腕三頭筋部皮下脂肪厚　139
初期輸液　246
食物繊維　33
ショック　76
腎外性　83, 89
人工濃厚流動食　59
腎後性腎不全　204
腎性　83, 89
新生児　246
腎性腎不全　204
腎前性腎不全　204
身体計測　139
心電図モニター　102
浸透圧　6, 277
浸透圧性脱髄症候群　92
浸透圧調節機構　9, 279
浸透圧利尿薬　36
心不全　192
腎不全　63, 204
腎不全指数　83
腎不全用アミノ酸輸液　52, 293
腎不全用高カロリー輸液　52
心房性Na利尿ペプチド　10, 192

310

索　引

す

膵炎　235
水分欠乏型脱水症　74
水分欠乏量　71
水溶性ビタミン　29
水溶性プレドニン　265
水利尿　84
ストレス係数　149

せ

生化学的検査　140
成人1日維持量　13
成分栄養　145
成分栄養剤　59, 61, 154
生理食塩液　38

そ

総合ビタミン剤　36
総コレステロール　140
側管法　273
ソルダクトン　265
ソルビトール　20

た

体液異常　173, 175
体液区分　3, 5
体液喪失　172
体液の算出　2
体液バランス　7
体液量　3, 10
体脂肪率　142
代謝障害　158, 169
代謝水　177
代謝性アシドーシス　94, 119,
　120, 124, 127
代謝性アルカローシス　119, 120,
　125, 130
代謝水　7
体重換算　150
体重減少率　138
多価不飽和脂肪酸　25

脱水

脱水　172
脱水症　68
　——の輸液療法　76
脱水補充液　38, 288
多尿　84
単純電解質輸液　36
単独投与薬剤　266
蛋白質エネルギー低栄養状態
　232
蛋白質　19

ち

窒素平衡　141
中鎖脂肪酸　27
注射剤　254
　——の配合変化　259
中心静脈栄養　145, 160
中心静脈栄養剤　30, 32, 43, 46
長鎖脂肪酸　27
沈殿　260, 264, 272

て

低 Ca 血症　105, 108
低 K 血症　95, 96, 97, 104
低 Mg 血症　112, 114
低 Na 血症　81, 82, 89
低 P 血症　109, 111
低血糖　169
低血糖昏睡　183
低酸素血症　218
低張性脱水　68, 75
低張性電解質輸液　39, 40
滴定酸度　263
電解質異常　15, 169
電解質組成　11, 15, 176
電解質バランス　14
電解質輸液剤　37
点滴数　280
天然(濃厚)流動食　59, 154

と

糖原性アミノ酸　24

311

索 引

糖質 19, 20
糖質輸液 36
透析患者 206
等張性脱水 68, 75
等張性電解質輸液 40
糖・電解質維持液 294
糖尿病 64, 182
糖尿病性ケトアシドーシス 183
糖尿病性昏睡 182
投与エネルギーの体重換算 150
投与速度 280
特殊組成栄養剤 59
トランスフェリン 140
トリグリセリド 26

な

内分泌系 174
難溶性塩の生成 259, 264, 272

に

2 号液 38, 288
日本人の食事摂取基準 16
乳酸 38
乳酸アシドーシス 183, 186
乳酸産生亢進 187
尿素窒素 286
尿中 K 100
尿中 Na 83
尿中浸透圧 84
尿量 287
妊婦 250

の

脳血管障害 200
脳脱水 82
濃度単位 276
脳浮腫 82, 87, 184

は

%理想体重 139
敗血症 165
配合変化 259, 265, 268

――の回避 272
バクテリアトランスロケーション
 34, 58, 165
発汗 8
発汗量 177
発熱 8
半消化態栄養 145
半消化態栄養剤 59, 60, 154

ひ

光分解反応 268
非水溶性溶媒 262
ビソルボン 265
ビタミン 29
ビタミン B_1 187
ビタミン B_1 加総合電解質液 44
ビタミン D 106
ビタミン欠乏症 169
非蛋白熱量 23
必須アミノ酸 22
必須脂肪酸 25
必須脂肪酸欠乏症 169
非必須アミノ酸 22
肥満 142
肥満指数 139
微量元素 31
微量元素欠乏症 169
微量元素製剤 36

ふ

フィブリン形成 254
フィルター禁忌薬剤 255
不感蒸泄 7, 8
不感蒸泄量 177
副甲状腺ホルモン 106
複合電解質 36
腹膜透析 209
フタル酸ジ(2-エチルヘキシル)
 269
物理的配合変化 259, 270
不適切な輸液療法 252
ブドウ糖 20

索 引

不飽和脂肪酸 25
フルクトース 20
プレアルブミン 140
プロスタグランジン 192
分岐鎖アミノ酸 22

ほ

芳香族アミノ酸 22
飽和脂肪酸 25

ま

末梢静脈栄養 160
末梢静脈栄養剤 43, 44
末梢静脈炎 163
末梢総リンパ球 140
マルトース 20
慢性肝不全 224
慢性呼吸不全 64, 218
慢性腎不全 211, 212

み, め

未熟児 246
水・電解質異常 67
ミネラル 31

免疫能検査 140

ゆ

有効循環血漿量 10

遊離脂肪酸 26
輸液剤 36
輸液剤組成 288
輸液セット 269
輸液の投与速度 79
輸液量 77, 253

よ

容器 269
溶質利尿 84
容量調節系 9, 10
予測尿量 177
予測排泄量 77
4 号液 38, 288

ら, り

ラシックス 265

利尿薬 194, 197
リポ蛋白 26
リポ蛋白リパーゼ 26

れ

冷罨法 258
レチノール結合蛋白 140
レニン–アンジオテンシン–アルド
　ステロン系 99, 192
連結法 273

輸液・栄養療法 もち歩き BOOK

| 2019 年 10 月 30 日 | 第 1 刷発行 |
| 2025 年 4 月 10 日 | 第 3 刷発行 |

著　者　伊東明彦
発行者　小立健太
発行所　株式会社 南 江 堂
〒113-8410 東京都文京区本郷三丁目42番6号
☎(出版)03-3811-7236　(営業)03-3811-7239
ホームページ　https://www.nankodo.co.jp/

印刷・製本　小宮山印刷工業
装丁 大戸智華

Handbook of Nutrition and Infusion Therapy
Ⓒ Nankodo Co., Ltd., 2019

Printed and Bound in Japan
ISBN978-4-524-24951-0

定価は表紙に表示してあります．
落丁・乱丁の場合はお取り替えいたします．
ご意見・お問い合わせはホームページまでお寄せください．

本書の無断複製を禁じます．

JCOPY 〈出版者著作権管理機構 委託出版物〉

本書の無断複製は，著作権法上での例外を除き，禁じられて
います．複製される場合は，そのつど事前に，出版者著作権
管理機構(TEL 03-5244-5088，FAX 03-5244-5089，e-mail:
info@jcopy.or.jp)の許諾を得てください．

本書の複製(複写，スキャン，デジタルデータ化等)を無許
諾で行う行為は，著作権法上での限られた例外(「私的使用
のための複製」等)を除き禁じられています．大学，病院，
企業等の内部において，業務上使用する目的で上記の行為を
行うことは私的使用には該当せず違法です．また私的使用で
あっても，代行業者等の第三者に依頼して上記の行為を行う
ことは違法です．